だいわ文庫

体幹を鍛えると
「おなかが出ない」「腰痛にならない」

中野ジェームズ修一

大和書房

PROLOGUE

体幹に筋肉をつけてブレないからだになろう

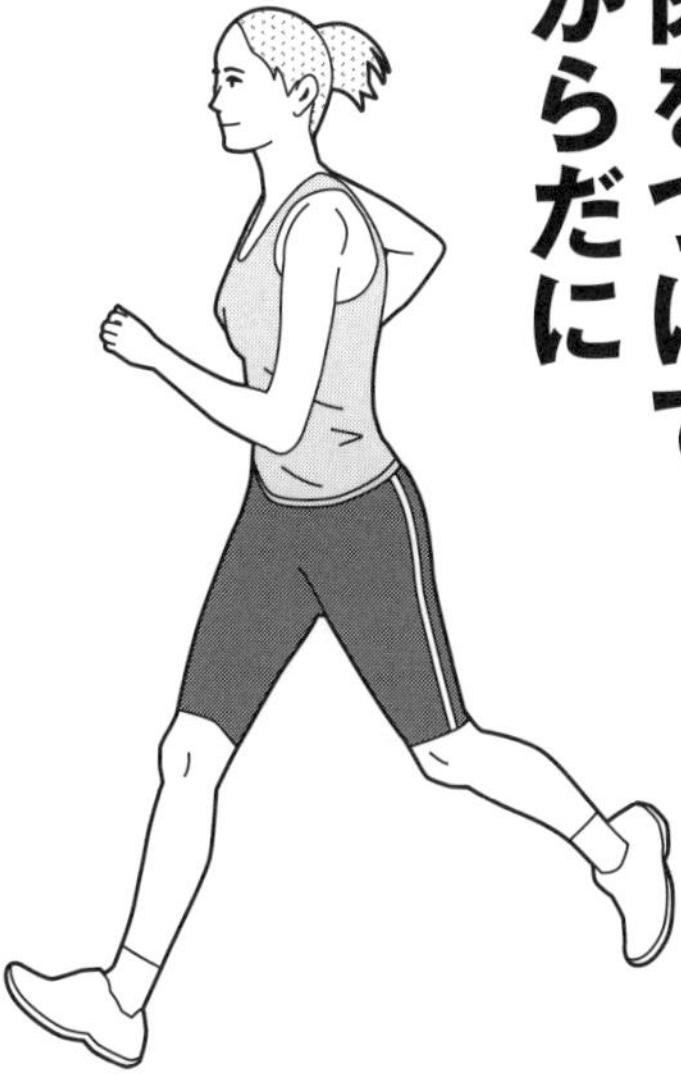

ここ数年、「体幹トレーニング」がブームのようになっています。たくさんのトップアスリートが日々の練習に体幹トレーニングを取り入れているという話は、一般にも広く知られるようになりました。

体幹トレーニングに関する書籍が多数出版されているのは、皆さんもご存知のとおりです。

私自身、パーソナルトレーナーの仕事を始めた25年ほど前から、体幹を鍛えることの重要性を語ってきましたから、多くの人が体幹トレーニングに関心を寄せている現状は、よい傾向だと思っています。

実際、体幹を鍛えることには多くのメリットがあります。たとえば、肩こりや腰痛の予防にもなりますし、転倒予防の効果もあります。また、おなかの引き締めにも、体幹の筋肉が一役買ってくれています。

しかし、ブームにはつきものの弊害というのでしょうか、体幹トレーニングにはさまざまな誤解や間違いがあふれているのも事実なのです。

たとえば、体幹トレーニングをめぐる代表的な誤解の一つが、体幹トレーニング＝腹筋運動というものです。

体幹トレーニングをしているアスリートが、往々にして見事に割れた腹筋(正確には腹直筋《ふくちょくきん》といいます）を備えているイメージが強いせいか、多くの人がせっせと腹筋運動に励んでいる姿を目にします。

しかし、腹筋運動は、体幹トレーニングとはあまり関係がありません（詳しくはこの本の中で解説します)。

また、腹筋運動をするとぽっこりおなかが凹む、と信じている人もたくさんいるようですが、これも大きな誤解です。

「え？　おなかを凹まそうと思って、毎日腹筋運動をしていたのに……」という方には、ちょっと残念な事実かもしれませんが、これはおなかまわりの筋肉のしくみをちょっと学べば簡単にわかることなのです。

この本では、体幹トレーニングをめぐる数々の誤解を解消し、体幹についての正しい知識をお伝えするだけでなく、具体的な体幹トレーニング法についても解説していくつもりです。

さらに、皆さんにとって関心の高い、「ぽっこりおなか」と「腰痛」の予防と解消について、体幹との関係を明らかにしながらお伝えできればと考えています。

衰えないからだを手に入れるために

私はパーソナルトレーナーとして、たくさんのクライアントの要望に応えながら、肉体改造やスポーツのパフォーマンスをアップさせる仕事に携わっています。

また、セミナーや講演などの機会を通じて、健康なからだづくりに関心を持つ方々に直接お話をする機会もあります。

皆さんに共通するのは、加齢による肉体の衰えをできる限り食い止め、若々しいからだを手に入れたいという思いでしょう。

私は、普段、運動不足で体力の向上やダイエットのために何かをしなければと考えている人に向けて、2013年に『下半身に筋肉をつけると「太らない」「疲れない」』という本を刊行しました。

私が、からだづくりをアドバイスするときに、真っ先に重視しているのは下半身の筋肉をつけることです。

なぜ下半身の筋肉が重要なのかというと、下半身の筋肉が衰えてくると歩くこともできなくなり、自立した生活を送ることが難しくなってしまうからです。

幸い、下半身の重要性を訴えたこの本はたくさんの方にお読みいただくことになり、著者として大変嬉しいできごととなりました。

下半身→上半身→体幹の順に鍛える

さて、下半身に筋肉がつくようになると、上半身の筋肉についても関心を持つようになるのは当然のことです。

『下半身〜』をお読みになった読者の皆さんからも、

「上半身は鍛えなくてよいのですか？」

「上半身を鍛えるにはどうすればいいのですか？」

という声をいただくようになりました。

もちろん大切なのは、下半身の筋肉だけではありません。上半身の筋肉も放置しておくと、当然衰えてきます。上半身の筋肉量が減少してくると、姿勢がだんだん崩れてきて、これにともないねこ背になったり、肩がこってきたりするなどの弊害が生まれてきます。

こうした症状を防ぐために、上半身の筋肉をどのようにトレーニングすべきか。このテーマは、シリーズの第2弾である『上半身に筋肉をつけると「肩がこらない」「ねこ背にならない」』というタイトルで、2014年に発表しました。

しかし、健康的なからだづくりは、これで終わりではありません。トレーナーとして、私はまず、下半身の筋肉をつけて、次に上半身の筋肉をつけて、そのうえで体幹の筋肉をつけることをおすすめしています。

前述したように、体幹をめぐっては、多くの間違った知識が広まっています。このままでは「体幹トレーニングをしても効果が得られない」→「体幹トレーニングは無意味だ」という解釈が、定着してしまうのではないかという心配がありました。

そこで、シリーズ第3弾である本書は、シリーズの前2作を読んだ読者が、体幹トレーニングにチャレンジすることを意識しながら執筆しました。

ただし、この本を手にとってくださった方の中には「体幹トレーニングについてだけ知りたい」という方も決して少なくないと思いますので、本書を読むだけでも、健康的なからだづくりについて十分に理解できるようにまとめました。ぜひ参考にしていただければと思います。

中野ジェームズ修一

CONTENTS

PART 1

trunk of the body

体幹を鍛えて、からだをリセット

PART 2

core training

からだをリセット&安定——体幹トレ

PART 3

make your tummy flat

体幹を鍛えて、おなかを凹ませる！

PART 4

preventing low back pain

体幹を鍛えて、腰痛にならない！

PART 5

体幹をパワーアップさせる「食」

CONTENTS

COLUMN

PART 1

trunk of the body

体幹を鍛えて、からだをリセット

trunk of the body

体幹に筋肉をつけると、からだはすこぶる安定する

体幹＝トイレットペーパーの芯。芯は硬いほうがいい

体幹に筋肉をつけると、どんないいことがあるのか。まず挙げられるのは、からだが非常に安定するということです。

私は講演などをするとき、わかりやすくイメージしていただくために、「体幹とは、簡単にいうと、胴体部分を支えるトイレットペーパーの芯のようなものなんです」とお話ししています。

胴体に分厚いトイレットペーパーの芯が備わっていると、ジャンプして着地したときにも芯が潰《つぶ》れないので、体勢を崩したり転んだりする心配はありません。

逆に、胴体部分のトイレットペーパーの芯がふやけていたら、ジャンプして着地したときにグニャッと潰れてしまいます。当然、体勢が崩れたり、転んだりする心配が生じます。

私が以前、あるフットサルの全日本選手をサポートしたときのことです。その選手は、絶えず足首の捻挫《ねんざ》を繰り返すことに悩んでいました。捻挫がなおって競技に復帰しても、しばらくするとまた捻挫をして治療に戻ってしまうのです。

ひと昔前までは、足首の捻挫を予防するためには、足首まわりの筋肉を鍛えたり、柔軟性を高めたりするのが効果的だと考えられていました。その選手が私に求めていたのも、「どうしたら足首まわりの筋肉を鍛えられるのか」です。

しかし、私は彼にこうアドバイスしました。

「足首まわりの強化も必要だけど、まず体幹がちゃんと強化されているのかを見ることが大切ですよ」

先ほどお話ししたように、体幹の弱い選手がフットサルをするのは、水に濡れてふやけたトイレットペーパーの芯のまま走り回っているようなもの。ですから、当然すぐに体勢が崩れてしまいます。**体勢が崩れると、それに連動して膝や足首が不自然な方向に向くようになります**。だからバランスがとりにくくなって、足首を捻挫するわけです。

たしかに、足首まわりの筋肉を鍛えて、筋肉というサポーターをつけて関節を安定させようという考え方は間違っていません。けれども、体幹を強化しないで足首のまわりばかり強化しても、からだのバランスがとれない状態が続く限り、常に捻挫の不安がつきまといます。

そうであるなら、体幹を強化して体勢を安定させるほうが、捻挫予防には有効なはず。こうした考えのもと、近年、体幹トレーニングの重要性が語られるようになってきました。サッカー日本代表の選手などが、体幹トレーニングを取り入れて海外クラブでも活躍しているのは、皆さんもご存知のとおりです。

体幹があれば、必要以上の筋トレはいらない

サッカーやフットサルに限らず、ほとんどのスポーツでは、片足立ちで不安定な動作をとることが多いですから、体幹の重要性は共通しています。

水泳のように地面に立たないスポーツであっても、水中でバランスをとるために、やはり体幹はとても重要です。

体幹が強化されているトップ選手は、からだの中心部が安定しているので、水中でも少ない力で大きなパワーとスピードを生むことができます。

一方で、体幹が弱い選手は、水中でパワーを生み出せないのでタイムを短縮することができません。

以前は、パワー不足を解消するには、腕や足にもっと筋肉をつけなければならないと考えられてきました。腕や足の筋力強化にトレーニングの重点が置かれていたのです。

ところが、腕や足に筋肉がつくと、からだが重くなって水に浮きにくくなります。結果として思ったようにタイムが伸びないということになります。

そのため水泳界では、比較的早い段階から体幹の重要性に着目して、体幹トレーニングを取り入れてきた歴史があります。

トレーニングによって体幹が安定すれば、バランスがとりやすくなり、ケガの予防にもつながります。また、必要以上に個別の筋力トレーニングをしなくても競技力が向上するというわけです。

POINT 01

安定した力とバランス力のカギを握るのが体幹。

trunk of the body

アスリートでなくても体幹が大切な理由

ぽっこりおなか・腰痛にも効く体幹

もちろん、アスリートでなくても、体幹を鍛えるとさまざまなスポーツの楽しみが広がります。

たとえば、最近、中高年を中心にスキー人気が高まりつつあるそうです。若いころスキーにハマっていた中高年世代の人たちが、少し時間に余裕ができたのでスキーに再チャレンジしてみたいと話すのをよく耳にします。

スキーをするうえで、からだのバランスが重要なのは、容易に想像できると思います。体幹トレーニングをするとからだが安定するので、もしかすると若いときよりもラクにスキーを楽しめるようになるかもしれません。

ランニングやウォーキングをする人にも、体幹は重要です。私は仕事柄、たくさんのランナーのフォームを見る機会があります。**体幹が安定している人は、頭の位置が**

ずっとブレずに安定して走っているのがわかります。

スポーツを楽しむときだけではありません。デスクワークで長時間椅子に座り続けているような人でも、体幹を強化する意味があります。

長時間座っていると、当然、腰には負担がかかります。腰痛を抱えている方もたくさんいることでしょう。

そんなとき、体幹の筋肉がしっかり備わっていればコルセットを巻いているのと同じような効果があるので、腰がラクになります。つまり、体幹を強化すると長時間集中して仕事ができるということです。

また、体型を維持したい、これ以上おなかが出ないようにしたいという人にも体幹トレーニングはおすすめです。

「体幹とぽっこりおなか」「体幹と腰痛」の関係については、PART3とPART4で詳しく解説していきます。

POINT 02

体幹があるのは、コルセットを巻いているのと同じ。

trunk of the body

そもそも体幹とはどこのこと？

人間の腹部に肋骨がないワケ

先ほど、「体幹はトイレットペーパーの芯のようなもの」とお話ししました。では、〝トイレットペーパーの芯〟は、具体的にどのように構成されているのでしょうか。

私たちの胸部には肋骨《ろっこつ》があり、からだの中央で上半身と下半身をつなぐ要として骨盤があります。

骨格標本を見ると、この肋骨と骨盤の間は、背骨が通っているだけで空洞状態となっているのがわかります。

肋骨には、心臓や肺といった大切な器官を守るという機能があります。心臓や肺は命に直結する重要な器官なので、肋骨という固い組織で覆っているというわけです。

しかし、肋骨で覆われていない部分にも、胃や腸、脾臓《ひぞう》といった重要な内臓があります。せっかくなら、肋骨が骨盤の位置まで続いてくれていれば、すべての臓器が守られます。現に犬や猫などの動物の標本を見ると、肋骨が途中で切れることなく胴体部分をすっぽりと覆っています。

ところが、人間は進化の過程で、肋骨の数がだんだん少なくなってきました。動作の自由を確保するためです。

人間は肋骨を少なくすることによって、さまざまな動作ができるようになったのです。私たちが球技をしたり、ダンスをしたりするときに、からだをいろいろな方向にねじる動作ができるのは、肋骨が胸部までしかないからです。

では、動作の自由を確保しながら、内臓を守るにはどうすればいいのでしょうか。そこで大きな役割を果たすのが筋肉です。

肋骨と骨盤の間の空洞には「腹筋群」という各種の筋肉があって、これが内臓をすべて覆ってくれています。これらの各種の筋肉を総称したものが、一般的に「体幹」と呼ばれているわけです。

内臓を守るコアユニット

私たちトレーナーは、体幹を〝コアユニット〟と呼び、一つの箱として考えます。

箱の上ブタにあたるのが横隔膜《おうかくまく》であり、下底にあたるのが骨盤底筋群《ていきんぐん》です。骨盤底筋群は、簡単にいうと、骨盤の一番下にあって内臓を支えてくれるハンモックのようなものです。

背骨の両脇について背骨を支えているのが、多裂筋《たれつきん》という筋肉です。これは箱の裏側にあるイメージです。

そして、腹横筋《ふくおうきん》という筋肉が箱の側面と前面についています。

ユニットは、「一式」「セット」などと訳されます。ユニット家具（組み立て式の家具）などに使われるのと同じ意味です。

肋骨と骨盤の間、からだのコア（中心）にユニットがあることで、私たちの内臓は守られています。

このコアユニット＝体幹が、今、私たちのパフォーマンスを向上させるとして注目されているのです。

POINT 03

コアユニットで、内臓は守られている。

からだを安定させる体幹(コアユニット)——インナーユニット

横隔膜：肺の下にある呼吸に関与する膜。
多裂筋：背中の最も深い位置にあり、背骨の両脇に付着して背骨を支える筋肉。
腹横筋：肋骨と骨盤に付着し、おなかまわりにコルセットのように巻かれている筋肉。
骨盤底筋群：骨盤の底にあるインナーマッスル。尿道や肛門を取り巻く筋肉。

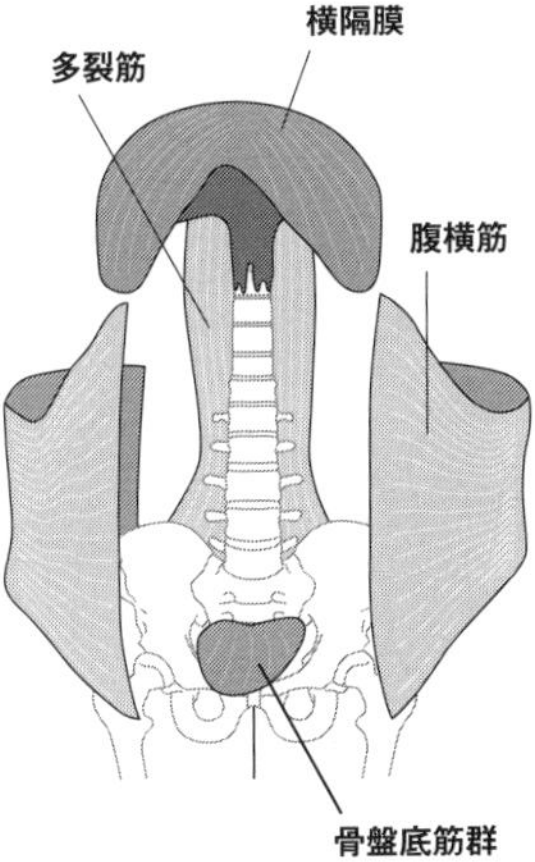

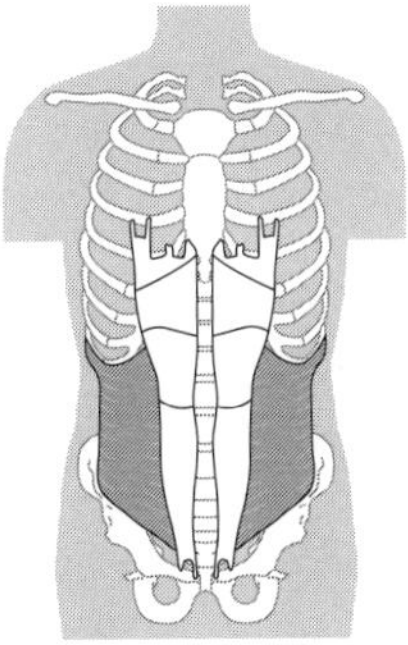

腹横筋

腹筋群の中で最も深層にある筋肉。腹直筋と直交するように、筋線維が伸びている。腹壁を内側へ押し込み、呼吸を助ける。腹部をコルセットのように固める役割を持っている。

trunk of the body

「インナー＝箱」と「アウター＝粘土」でコアユニット

インナーユニットとアウターユニット

前項では、体幹＝コアユニットであり、コアユニットを形成する横隔膜、多裂筋、腹横筋、骨盤底筋群についてご紹介しました。

もう少し詳しく解説すると、コアユニットは大きく「インナーユニット」と「アウターユニット」に分けられます。横隔膜、多裂筋、腹横筋、骨盤底筋群はコアユニットの中でも、インナーユニットに属しています。

インナーユニットとアウターユニットの違いは、インナーユニットは箱そのものであり、アウターユニットは箱のまわりを固めている粘土のようなものであるとイメージしてください。最初にお話ししたトイレットペーパーの芯の例でいえば、インナーユニットであるトイレットペーパーの芯をもっと丈夫なものにするために、周囲を粘土（アウターユニット）で固めている状態です。

アウターユニットを構成するのは、腹直筋、外腹斜筋、内腹斜筋といった筋肉です。腹直筋は、一般の人が「腹筋」と呼んでいる、肋骨と恥骨《ちこつ》をタテに結ぶ筋肉です。外腹斜筋は、肋骨の上部から腸骨《ちょうこつ》に伸びる筋肉で、内腹斜筋は外腹斜筋の深層にあります。「腹斜」という名前のとおり、おなかの両サイドを斜めに走っている筋肉です。

インナーユニットにアウターユニットが備わってはじめて体幹ができています。インナーユニットは薄く小さい筋肉なので、アウターユニットが補助の役割を果たすセットになっているのです。しかし、なかにはインナーユニットだけを体幹と定義している専門家もいます。「体幹」という用語にはまだ世界的に統一された基準がないので、どれが正解とはいえないのが現状です。

また、専門家レベルで厳密にいえば、内腹斜筋というのはインナーユニットに属するのですが、この本では箱と粘土のイメージでわかりやすく理解していただくために、あえて腹直筋、外腹斜筋、内腹斜筋をアウターユニットと定義しています。

POINT 04

アウターユニットが薄いインナーユニットをサポート。

からだを安定させる体幹(コアユニット)——アウターユニット

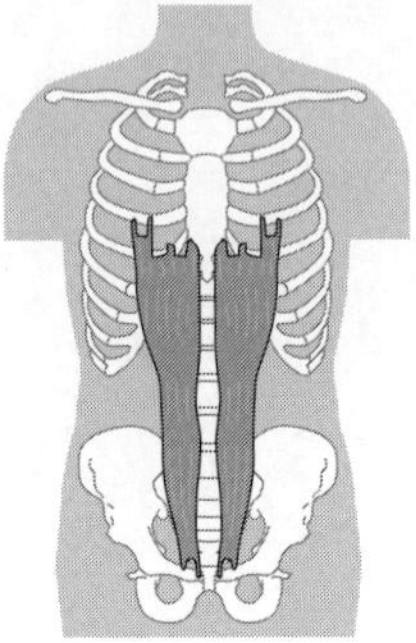

腹直筋

肋骨の下部から恥骨にかけて伸びる一対の筋肉。左右両側の腹直筋が働くことで腰椎が曲がり、肋骨と恥骨の距離が縮まる。左、または右のどちらかだけ働くと腰椎が左右に曲がる。

腹部を輪切りにすると…

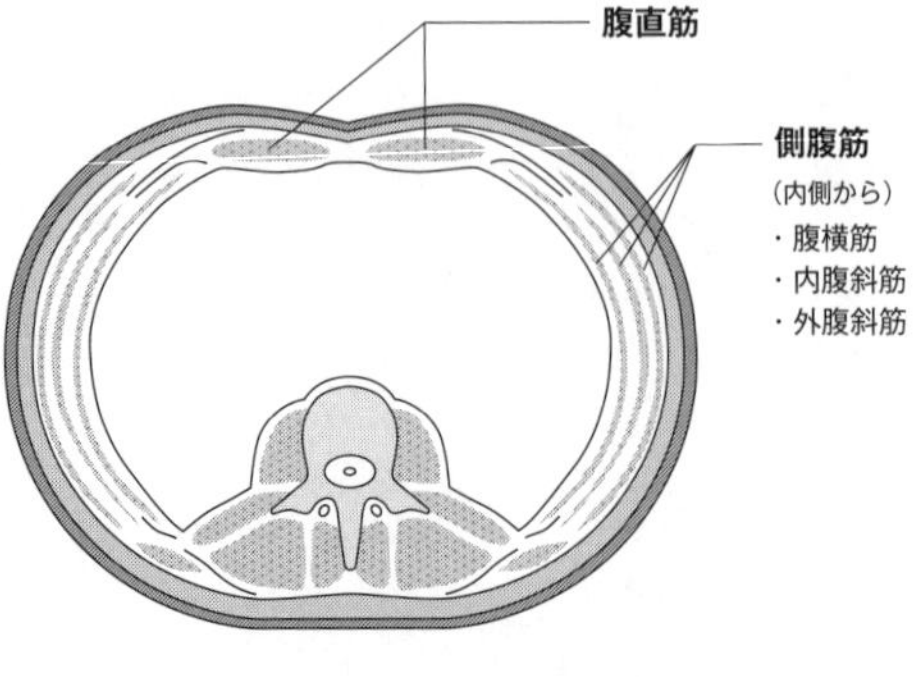

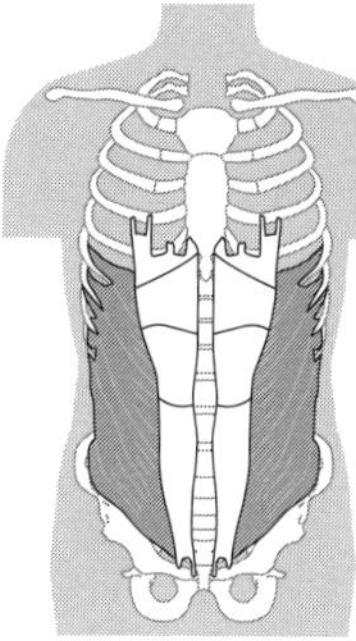

外腹斜筋

肋骨上部から腸骨に伸びる筋肉。腰椎を曲げるときに腹直筋に協力する。また、腰部が左に回旋すると右側の外腹斜筋が強く収縮し、右に回旋すると左側の外腹斜筋が強く収縮する。

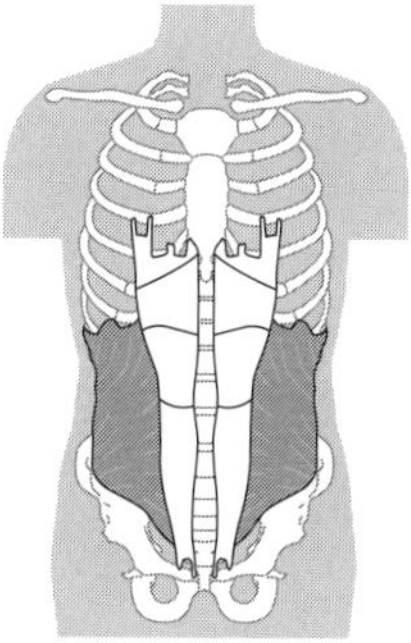

内腹斜筋

外腹斜筋の深層にあり、外腹斜筋と直交するように筋線維が伸びている筋肉。腰椎を曲げるとき、腹直筋に協力する。旋回すると、外腹斜筋と反対側の内腹斜筋が強く収縮する。

trunk of the body

バランスをとるためのトレーニングが体幹トレ

トレーニングメニューは、人によって違う

本書では、人体の中心部にあるインナーユニットとアウターユニットの組み合わせを「体幹」と呼んでいます。

しかし、体幹がからだの安定を司るものだと考えるなら、体幹という概念はもっと広がりを持つと考えることもできます。

骨格標本をイメージしてください。股関節《こかんせつ》には骨盤に大腿骨《だいたいこつ》がはまることで、下半身へとつながっていきます。そこには当然、骨盤と大腿骨をつないで股関節を支えてくれる筋肉が存在します。

ここについている筋肉が衰えていると、下半身を動かすときの動作が不安定になります。つまり、**体幹がいくら強化されていたとしても、股関節を支える筋肉が不安定であれば、バランスがとれなくなってしまうということです。**

19ページでは、足首をいつも捻挫してしまうフットサル選手のお話をしました。この選手は、足首を強化することで捻挫を予防しようとしていましたが、実は体幹が弱かったために、からだのバランスが崩れてしまう状態にありました。そこで体幹トレーニングを指導したというわけです。

しかし、この選手が体幹を強化したとしても、股関節を支える大きな筋肉が弱ければ、やはりバランスはとりにくく、また捻挫を繰り返してしまう危険があります。

ということは、胴体のインナーユニットとアウターユニットを鍛えることだけが体幹トレーニングとは言い切れない、と私は考えます。

胴体の体幹だけを鍛えても不十分であるというのは、とくにゴルフという競技を考えるとわかりやすいと思います。ゴルフでスイングをする動作は、股関節や膝関節、腕まわり、首まわりの筋肉を要します。

たとえば、人の両肩には、三角形の形をした肩甲骨《けんこうこつ》が一対あります。この肩甲骨は、どの骨にもつながっておらず、いわば宙に浮いた状態にあります。この肩甲骨は、菱形筋《りょうけいきん》などの筋肉が支えることで安定します。

ゴルフのスイングをイメージすると、肩甲骨の動きが重要なのは容易に理解できると思います。ですから、肩甲骨まわりの筋肉をいかに鍛えるかも大切になるのです。

インナーユニットとアウターユニットだけを強化しても、ゴルフでは安定したスイングはできず、スコアも上がっていきません。

「体幹トレーニング」とひと言でいっても、対象となる人によって、メニューは千差万別です。その選手の全身の状態を見たうえで、バランスをとるためにはどの筋肉を強化すべきかを考えているのです。

まずは腹部の体幹部分から鍛える

あらためて人間の全身を見てみると、骨盤と背骨をつないでいる関節にも筋肉があります。肋骨と背骨を支える関節にも筋肉があります。

膝関節を見ても、脛骨《けいこつ》と大腿骨をつないでいる筋肉があります。

そう考えていくと、関節のジョイントを支えている筋肉（その一部の筋肉をスタビリティマッスルともいいます）もすべて、「体幹」と呼ぶこともできます。

一般的には、からだの中心部のおなか部分の筋肉だけが体幹であると考えられています。しかし、おなか部分の筋肉を鍛えるだけでは、本当の意味でバランスがとれているとはいえません。

すべての関節の筋肉を含めた体幹のバランスをとることではじめて、人間はバランスがとれるということです。

本書でご紹介するトレーニングは、広い意味での体幹すべての強化をフォローするものではありません。広い意味での体幹に言及すると、内容が非常に複雑になってしまうからです。

まずは、腹部の体幹部分を鍛えるためのトレーニングをご紹介します。腹部の体幹を鍛えるところから始めましょう。

ただし、腹部の体幹部分だけを鍛えれば、すべての動きの安定が図れるというわけではないということを頭に入れておいていただきたいと思います。

POINT 05

はじめての体幹トレは、腹部の体幹を鍛えることから。

trunk of the body

体幹だけ鍛えても、効果が半減する理由

基礎体力が衰えると……

私は講演会などで、「体幹を鍛えるよりも、もっと大切なことがあるかもしれませんよ」と、お話しすることがよくあります。

ここまでお読みになって、「体幹を鍛えたい！」と思った人には冷や水を浴びせるような話で恐縮なのですが、実は体幹を鍛えるのは必ずしも最優先とはいえないのです。

私は、昨今の体幹ブームに疑問を感じることがあります。体幹が注目されているからといって、誰も彼もがこぞって体幹トレーニングをしようとするのを見ると、「それはちょっと違うのだけどな」と思ってしまうのです。

「普段ほとんど運動していないので、健康のためにちょっとからだを動かしてみたい」「健康診断でメタボリックシンドロームだと言われてしまったので、ダイエットに取

り組みたい」

もしあなたが、このように考える運動初心者であれば、一番重要なのは〝基礎体力を維持・向上させること〟です。

基礎体力は、「人間が最低限必要な基礎的な体力」とイメージするとわかりやすくなります。基礎体力が衰えると、歩くだけで疲れてしまい、買い物に行くのも億劫《おっくう》になります。

また、立っているだけでも疲れますし、長時間座り続けるのもしんどくなります。さらには、寝ているだけでも疲れてしまうわけです。

そうすると、筋肉量がさらに衰えていきますし、摂取カロリーがコントロールできていないと、消費カロリーより摂取カロリーが上回ってしまうので脂肪が蓄えられ、コレステロール値が上がり、血糖値が上がり、尿酸値が上がり……という具合にどんどん不健康になっていきます。

健康を害すると、ますますからだを動かせなくなるので、血行が悪くなって、肩がこったり、関節が不安定になって腰痛や膝痛になったりするなど、さまざまな弊害に悩まされるようになります。

だからこそ、まずは基礎体力を向上させて、日常的に散歩をしたり、歩いて買い物に出かけたりすることが最も大切なのです。

体幹トレで基礎体力が向上する？

先日、私が月に1回のオープンカレッジで講義を行ったときのことです。3階にある教室に向かおうとすると、エレベーターの前に長蛇の列ができていました。生徒さんにはリタイアした60～70代のシニアの方が多く、1基しかないエレベーターは授業前になると必ず込み合うのです。

私自身は、いつも込み合うエレベーターを使わず、階段を歩いて上ります。当然、3階まで行っても息が上がることはありません。

でも、エレベーターを待つ生徒さんたちを見て思いました。階段を上るのがつらくなったら、おそらく自分もエレベーターを使うのだろうな、と。

私自身は、基礎体力があるので階段を上ることが痛くもかゆくもありません。エレベーターを待つくらいなら、階段で行ったほうがいいと思うわけです。

そう考えると、エレベーターに頼っている生徒さんたちがまずしなければいけないのは、基礎体力の向上であるはずです。

具体的には階段を上るための脚力と、心肺機能を鍛える必要があります。では、**脚力と心肺機能は体幹トレーニングによって鍛えられるかというと、実際にはほとんど鍛えられないのです。**

基礎体力を向上させるためには、体幹を鍛えるよりも下半身にある大きな筋肉を鍛えたほうがはるかに効率的です。下半身に筋肉がつけば、歩けるようになりますし、階段を上るのも苦にならなくなります。

つまり、なんでもかんでも体幹を鍛えればいいというのは間違っています。まずは下半身の筋肉を鍛えたうえで、上半身と体幹の筋肉をつけていくのが理想です。この順序を忘れないようにしてください。

POINT 06

体幹トレの前に、基礎体力アップ&キープ。

COLUMN no.1

体幹トレだけでは技術は向上しない

体幹トレーニングがブームのようになってから、体幹トレーニングに対する誤解が生じているように感じることがあります。

当然のことですが、インナーユニットを強化するだけであらゆるスポーツの技術が向上するわけではありません。

たとえば、あなたが久しぶりにスキーに挑戦したいと考え、バランスよく滑降《かっこう》できるようにインナーユニットを鍛えたとしましょう。

でも、それだけで果たしてスキー場で思いどおりのスキーができるでしょうか。

そうです。あらゆるスポーツでは、それぞれの競技に必要な技術を身につけなければなりません。インナーユニットを鍛えただけで満足するのではなく、実際にスキーをすることで技術を地道に向上させることも非常に大切です。

多くのサッカー選手が、体幹トレーニングをして以降、競技のパフォーマンスが上がったといわれています。しかし、体幹トレーニング＋サッカーの練習をしているから、一線で活躍できているわけです。

ぜひ、そのことを踏まえたうえで、さまざまなスポーツを楽しんでいただきたいと思います。

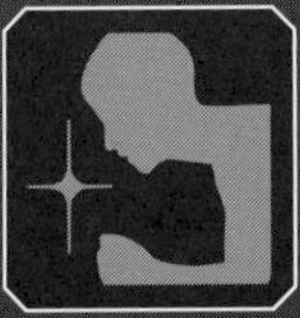

PART 2

core training

からだをリセット&安定
——体幹トレ

core training

フルマラソンをするなら、40km以上走れるだけの体幹をつける

体幹の強い・弱いが一目瞭然

私は大学の陸上部を指導していますが、箱根駅伝にも出場するような大学ともなると、全国から選抜された優秀な選手が集まってきます。彼らは、トップレベルのランナーと呼ぶに相応しい実力を持っています。

ただし、「トップレベルにある」といっても、体幹が強い選手もいれば弱い選手もいます。

一般的によくいわれることですが、ランナーの写真を撮れば、体幹が強いか弱いかが一目瞭然です。体幹の弱い選手の写真を撮ると、頭部がブレて写りやすいからです。同様に、たとえば40人の部員が全員一列になってトラックを走っている様子を見ると、体幹が強いか弱いかは非常にわかりやすくなります。体幹が強い選手は、頭と胴体がずっと安定しています。しかし、肩と骨盤は回旋し、それに手・脚が連動して振

られ推進力を生み出します。**からだの軸は常に安定しているので、からだそのものは止まっているように見えます。**

一方で、体幹が弱い選手は、走っているうちに頭の位置がブレてきます。一人だけ見ていてもよくわからないのですが、体幹が安定している選手の中に交じると、ブレている様子が手にとるようにわかります。

その違いは、新人トレーナーでもすぐに指摘できるくらいに明らかです。

興味深いのは、走り始めて5㎞くらいまでは40人の部員が安定した姿勢で走り続けているのですが、6㎞を過ぎたころからしだいに差が見られるようになってくるところです。ある選手は10㎞を抜けたころからブレ始め、またある選手は15㎞を過ぎたらブレ始める、という具合です。

ということは、どれだけ体幹が強化されているのか、走行中に維持できるのかは、選手によってバラバラです。

どれだけのトレーニングが必要か？

以上を踏まえると、その選手に必要な体幹の強さは、その選手が競技で走る距離によって違ってくるということです。

1万mの選手であれば、10km分の体幹を持っていればいいでしょう。一方、フルマラソンの選手であれば、40km以上持続する体幹を持っている必要があります。

つまり、**競技に必要な体幹ができていない選手は、体幹を強化するトレーニングをしなければなりませんが、すでに体幹が強化されている選手はそれ以上強化しなくてもよい**という判断ができるのです。

私が大学の陸上部員を見ていても、「この選手は、すでに十分な体幹があるから、これ以上体幹トレーニングをしなくてもいい」と思うことがあります。

箱根駅伝に出場する選手が走るのは、1区間20km前後です。そうしたら、20km分の体幹がない選手だけが体幹トレーニングに取り組んで、それ以外の選手は、体幹トレーニングをするヒマがあったら違うストレッチや筋力トレーニングをしてほしいというのがトレーナーの本音です。

ただし、大学のトレーニングでは、補強トレーニングという時間に全部員が体幹トレーニングに取り組むのが原則です。

というのも、大学スポーツでは団体行動を重視するので、全員が同じメニューに取り組むことに意味があるからです。学生はプロのアスリートではないので、各自がバラバラに自分だけのメニューをこなすのではなく、一緒に練習することで、チームでお互いに助け合う精神を育てる必要があります。ですから、私たちも団体練習を尊重しています。

少し話がそれましたが、本来、必要な体幹というのは、人によって違って当然です。フットサルで40分プレーできる体幹がほしいという人は、競技の特性に応じた体幹の強化が必要ですし、フルマラソンに挑戦したいという人は、フットサルの選手とは別の方法で体幹を鍛える必要があるでしょう。

トレーニングのレベルや種目については、トレーナーに相談してみるのもよいでしょう。少なくとも、ひたすら体幹を鍛え続ければよいわけではないということを、頭に留めておいてください。

POINT 01

体幹の必要性は、その人によって違う。

core training

腹筋をしてもおなかは凹まない

シットアップとクランチ

体幹トレーニングの一環として、腹筋運動を頑張っている人が多いようです。腹筋運動をするとおなかに効く→からだも安定するというイメージが強いようです。腹筋運動は体幹トレーニングといえるのか。その答えの前に、腹筋運動について確認しておきたいと思います。

日本語で一般的に「腹筋運動」と呼ばれるものを英訳すると、「シットアップ（sit up)」と「クランチ（crunch)」に分けられます。わかりやすくいうと、シットアップというのは、仰向けになった状態から、からだを丸めて上体を全部起こす運動を意味しています。上体をすべて起こすためには、腹直筋《ふくちょくきん》という筋肉だけではなくて、腸腰筋《ちょうようきん》といわれる腿《もも》のつけ根の筋肉も一緒に使うことになります。

でも、実際にはシットアップをしている人は少ないはず。どちらかというと、肩甲骨が床から離れる程度まで頭を上げる腹筋運動をするほうが一般的です。これがクランチと呼ばれる方法です。**腹直筋だけを鍛えたいのであれば、クランチが適しています**。逆にいえば、クランチで鍛えられるのは、ほぼ腹直筋のみです。

一方、シットアップでは腸腰筋も一緒に鍛えることができます。からだを持ち上げる訓練をしたいときには、腸腰筋も必要となるのでシットアップが有効です。私自身も、高齢者の方にシットアップのメニューを立てることがあります。２つの方法には、それぞれのメリットがあります。

では、腹筋運動は体幹を鍛える運動といえるのでしょうか。

たしかに体幹を鍛えるという意味では、腹筋運動の効果はあるといえます。しかし、実際にはアウターユニットの一つの腹直筋が鍛えられるという意味ですから、より正確にいえば「体幹のごく一部だけが鍛えられる」が正解です。

POINT 02

クランチで鍛えられるのは、腹直筋だけ。

core training

その腹直筋トレ、本当に必要?

プロのアスリートも誤解している

誤解されがちなのですが、体幹トレーニングと腹筋(腹直筋)のトレーニングは別物です。

しかし、実はプロのアスリートやトレーナーでも、そのあたりの理解が不十分なケースが見受けられます。

私は、前述したように大学や社会人のランナーを指導する機会を持っています。彼らの多くは、中学・高校時代から頭角を現した結果、大学に進学し、実業団のチームに入ります。

つまり、中学・高校時代から、部活動の中で相当な訓練を積んできているわけです。

実際、彼らに話を聞くと、かなりの確率で厳しいトレーニングを受けてきたことがうかがえます。

「部活では、先輩に足首を押さえられながら、腹筋運動を毎日何百回、何千回もやってきました」

そのような彼らのおなかまわりを見ると、たしかに腹直筋がバリバリに割れていま す。正直なところ、こういう選手を見ると、私は「ちょっと厄介だな……」と思ってしまいます。

学生の中には、腹直筋がかなり割れている状態＝体幹ができていると勘違いしている人がいます。見た目にわかりやすいせいなのか、腹直筋が割れていると肉体的なパフォーマンスが向上していると思ってしまうようです。

プロのアスリートでも、そう考えている選手が少なくありません。

ボディビルダーのように、筋肉美を競う競技であればパフォーマンスが向上しているといえるでしょう。種目によっては、腹直筋が非常に重要な役割を果たすものもあります。

しかし、腹筋運動＝体幹トレーニングではありません。**腹筋運動は体幹トレーニングのごくごく一部であり、優先順位は低いといえます。**すべてのスポーツで腹直筋をひたすら鍛えれば、パフォーマンスが向上するというわけではありません。

本来、**選手は自分が取り組む競技に腹直筋が必要なのかどうかを知り、必要に応じてトレーニングを行うべきです。**

腹直筋をどうトレーニングさせないか

その事実を誤解することで、最も不利益を被っているのが長距離走のランナーといえるかもしれません。

腹直筋がバリバリに割れるくらいに鍛えている選手は、往々にして体幹のバランスが崩れてしまっています。

腹直筋だけが圧倒的に強いと、走っている姿勢が常に過度な前傾となります。骨盤は後傾し、背骨が丸くなるので、頭が前に出て、上半身のバランスが崩れます。バランスがとれていないからストライド（歩幅）が狭くなり、広いストライドで走ることができません。こうした選手に「もっと体幹を意識して」と言うと、どうしても腹直筋に力を入れてしまうので、ますますバランスを崩してしまいます。

この状態を修正するためには、「腹直筋をどうトレーニングさせないか」という発想が求められます。強い腹直筋に勝てるだけの、他の腹筋群の筋肉を強化していくということです。

しかし、他の筋肉をトレーニングしようと思っても、もともと腹直筋が優位なので、無意識のうちに腹直筋を使ってしまうというクセから抜けきれなくなります。

体幹トレーニングのメニューのほとんどすべては、腹直筋を使ってもできてしまいます。私が腹直筋バリバリの学生を見て「ちょっと厄介だな」と思ってしまうのは、実はこういうことがあるからです。

最近では、体幹トレーニングの知識をきちんと身につけて、腹直筋に頼り過ぎない指導法を取り入れている中学・高校の指導者も増えています。とても素晴らしい傾向だと思っています。

POINT 03

体幹トレーニングは腹筋運動ではない。

core training

日常生活での体幹力をチェックしよう

体幹由来の尿漏れは、体幹トレで解消

あなたの体幹は、どのような状態にあるでしょうか。体幹が弱っている可能性をチェックする方法は、いくつかあります。たとえば、「最近腰痛がひどい」「からだのバランスがとれなくなってきた」などです。

腰痛になるというのは、コルセットの役割を担う腹横筋が弱くなっている可能性があります（↓128ページ）。

また、たとえば片足立ちでバランスをとることができない、何かの動作をしていてもすぐに転倒してしまう、なども一つの判断基準になります。もちろん、脚力が衰えているためにバランスがとれないということも十分に考えられますので、一概に判断はできないのですが。

そして、もう一つの症状に、咳《せき》やくしゃみをしたときに尿が漏れてしまったり、お

ならが出てしまったりする場合があります。

26ページで解説したように、横隔膜《おうかくまく》と多裂筋、腹横筋《ふくおうきん》、骨盤底筋群《ていきんぐん》がセットになってコアユニットは構成されています。この骨盤底筋群の一番下にあるのが肛門です。もっと詳しくいうと、骨盤底筋群の一種である尿道括約筋《にょうどうかつやくきん》と、外肛門括約筋という筋肉が尿道と肛門にそれぞれフタをしてくれているのです。

わかりやすくいえば、肛門がグッと締まるということは、骨盤底筋群が締まって上がっていることを意味します。

骨盤底筋群と腹横筋は、連動して動くといわれています。腹横筋が収縮したときには、骨盤底筋群も一緒に収縮します。これを「同時収縮する」といいます。

具体的には、私たちが咳やくしゃみをすると、腹横筋がグッと収縮します。腹横筋が収縮すると、同時に骨盤底筋群の一番下にある肛門がグッと締まります。

無意識のうちに腹横筋と骨盤底筋群が同時に収縮するので、咳をしてもくしゃみをしても尿が漏れたり、おならが出たりしないというわけです。

しかし、インナーユニットが衰えてくると、この同時収縮ができにくく、反応や連動が悪くなります。加齢による尿漏れには、こういう原因があったのです。

骨盤底筋群に要注意

とくに女性は、妊娠・出産を経験する過程で、どうしても腹横筋や骨盤底筋群が弱くなる傾向があります。骨盤底筋群は、赤ちゃんの重みで緩みますし、腹横筋が強く働いているとおなかまわりが広がっていかないので、おなかを大きくするために自然と腹横筋の働きも弱くなります。

出産後の女子柔道家が、稽古で投げ技をかけようとするときに尿が漏れてしまったという事例があります。これもインナーユニットが弱くなっているのですから、当然です。

さて、骨盤底筋群を鍛える方法ですが、基本的には日常生活で骨盤底筋群を意識するだけでもいいのです。排泄時以外にも、骨盤底筋群を使う機会を増やしていけばいいのです。

たとえば、通勤電車の中や、仕事でコピーをとっている時間、自宅で家事をしている時間などに尿道や肛門、膣《ちつ》を締めたり緩めたりする運動が効果的です。**1～2秒で締めて、2～3秒で緩めましょう。繰り返し10回程度が目安です。**これだけなら毎日取り組むことができるはずです。

時間があるときは床に仰向けになった状態で、トレーニングしてみましょう。

肛門を締めるときには、おならをガマンするような意識で行うのがポイントです。おなかの中に少し引っ張られるような感覚があれば、正しくできている証拠です。このとき、お尻の筋肉（大臀筋《だいでんきん》）が一緒に動かないようにしてください。

エクササイズとして、骨盤底筋群を鍛える効果があるのはピラティスです。ピラティスは、ドイツ人のヨーゼフ・ピラティス氏によって考案されたエクササイズメソッドであり、インナーマッスルを鍛えるところに特徴があります。

とくに、本書でインナーユニットとして紹介した横隔膜、腹横筋、多裂筋、骨盤底筋群のトレーニングを重視しています。ですから、ピラティスでは、しばしば「肛門を締めるように」と指導されます。スポーツクラブなどでスタジオプログラムのメニューにもなっているので、チャレンジしてみるのもよいでしょう。

POINT 04

すき間時間の体幹トレも効果的。

筋肉の鍛え方を知ろう

筋肉のつき方とトレーニングの関係

腰痛を予防したり、おなかを凹ませたりするにはコアユニット、とくに腹横筋の強化が大きなカギを握っています。

腹横筋の具体的な鍛え方を見ていく前に、筋肉のつき方とトレーニングの関係について理解しておきましょう。

筋肉は収縮性のある線維状の細胞から構成されています。筋肉を解剖すると、細い糸のような線維が束になっているということです。線維である以上、どちらかの方向に伸びることで筋肉を構成します。

では、たとえば、腕を曲げたときに浮き出る筋肉（上腕二頭筋《じょうわんにとうきん》）は、筋線維《きんせんい》がどの方向に走っているでしょうか。

おそらく実際に解剖した経験がなくても、腕に包帯を巻くようにグルグルと筋線維が巻かれているイメージは持たないでしょう。なんとなく、肩から肘に向かってタテに筋線維が走っている様子をイメージするのではないでしょうか（59ページ図）。

フィジカルトレーニングの世界では、筋肉に対するアプローチを「収縮」と「伸張」の2つに分類しています。

筋肉は、基本的に収縮することで力を発揮します。私たちが力を入れて動作を行うときに、筋肉は必ず縮んでいます。だから筋力トレーニングをするときには、運動によって筋肉に負荷をかけて力を発揮させるのです。

ダンベルを手に持って腕を伸ばした状態から、肘を曲げて持ち上げる動作をイメージしてください。

このとき、筋線維が収縮して筋力が強化されます。そして、持ち上げたダンベルを下ろすときに収縮した筋線維が伸ばされます。この伸ばす動作が伸張（ストレッチ）にあたります。収縮と伸張を繰り返しながら、筋肉をトレーニングするというわけです。

上腕二頭筋を鍛える場合でいうと、肩から肘に向かってタテに走っている筋線維をタテに収縮しながら鍛えることになります。

ヨコに走る筋肉を鍛える

再び腹横筋に戻って考えてみましょう。腹横筋は、おなかのまわりをコルセットのように取り巻く筋肉であるとお話ししました。ということは、筋線維はどの方向に走っているでしょうか。

そうです。コルセットと同じようにおなかをヨコに取り巻くようについていることがイメージできるはずです。そう考えると、腹横筋を鍛えるためには、ヨコに走っている筋線維を収縮させなければならないのがわかります。

では、腹直筋はどうでしょうか。腹直筋は肋骨《ろっこつ》から恥骨《ちこつ》までをタテに結んでいる筋肉ですから、腹直筋を鍛えるとタテに走っている筋肉を収縮・伸張させることになります。これではヨコに走っている筋肉には、何ら影響が及びません。

体幹を鍛えるつもりで腹筋運動をしても、体幹が鍛えられないというのは、このことからもわかります。

まずは、腹横筋と腹直筋は、筋線維の走っている方向がまったく違うこと、腹筋運動では、腹横筋が鍛えられないことを改めて理解しておいてください。

POINT 05

ヨコの筋肉に負荷をかけて力を発揮する。

筋肉は線維の束

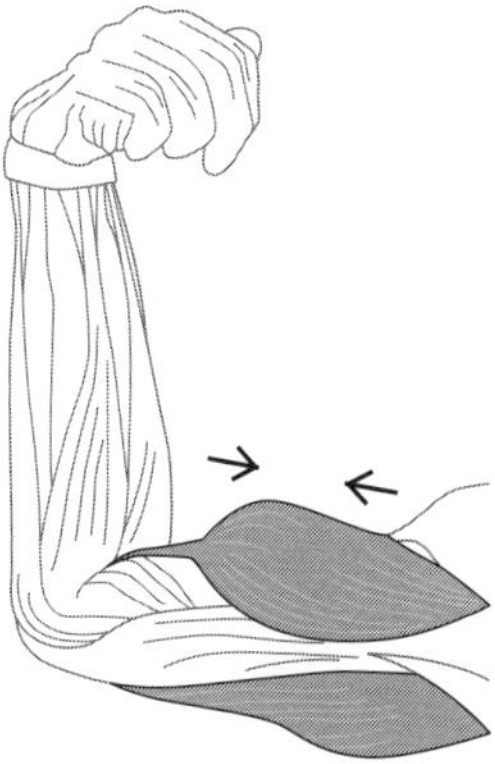

「肘を曲げる」
＝力を入れる動作を行うと、筋肉は縮む。

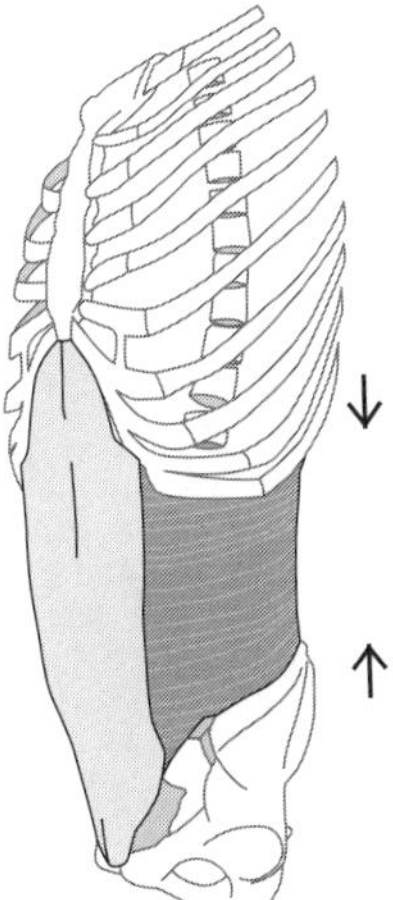

core training

腹横筋を鍛える体幹トレ

基本のドローインは腹横筋を使う

体幹トレーニングについて解説した本を読むと、必ず紹介されているのがドローインというトレーニングメニューです。ドローインとは、息を吸い込んでおなかを膨らませてから、息を吐き出しつつおなかを凹ませるものです。動作自体は単純ですので、手軽にできる体幹トレーニングの基本として定着しています。

ドローインは、体幹トレーニングの手法として理にかなっています。このトレーニングが、腹横筋の強化に効果的なのは事実です。

しかし、実はドローインは正しく行うのが非常に難しいトレーニングメニューです。腹横筋は動きも小さく、動かし方も決して簡単ではありません。腹横筋を使おうとすると、ほとんどの場合、腹直筋と連動して動いてしまいます。

腹横筋と腹直筋が連動して動くとき、腹直筋のほうに負荷がかかり、実質的に腹直筋のトレーニングになってしまう傾向があります。

腹直筋のトレーニング＝体幹トレーニングではありません。体幹を鍛えるには腹横筋を鍛えるほうが先決です。しかし、せっかくきちんとした知識を身につけて腹横筋を鍛えているつもりでも、**いつの間にか腹直筋を鍛えてしまう恐れがあるのです。**

プロのアスリートでも、腹横筋を鍛えようとするとき、腹直筋を使ってしまう人は後を絶ちません。というより、むしろ腹直筋が鍛えられておなかがバリバリに割れている人ほど、優位な腹直筋に頼ってしまいがちです。

アスリートが体幹トレーニングを行うときには、私たち専門家の指導のもと、さまざまな設備や専用のツールを使って、ていねいなステップを積み重ねていくのが普通です。腹横筋の使い方は非常に繊細なため、私たちも筋肉を触ったり、感じさせたりしながら試行錯誤を繰り返します。

そして、ある程度腹横筋の動かし方がわかってきたと思えてはじめて、ドローインなどのトレーニングを行うのです。

専門家に聞いてみよう

本書でも、ドローインを含む体幹トレーニング法をご紹介していきます。ただし、前述したように、動作自体はいずれも腹直筋を使ってもできてしまうものばかりです。腹横筋を使わなくても「おなかを凹ます」という目的自体はクリアできるので、どうしても使いやすい腹直筋に頼ってしまいます。

腹横筋を正しく使えているかどうかの目安をお伝えします。まず、**トレーニングを続けて脇腹や背中が筋肉痛になったり、動作をしているときに硬くなったりするようでしたら、正しくできていると考えられます。**逆に、腹直筋がメインになっていると、当然おなかの前の筋肉がかなり硬くなったり、筋肉痛になったりします。腰痛だった人が、トレーニングを行っても全然解消しない、あるいはもっと腰痛が悪化しているような場合は、腹直筋のトレーニングをしている可能性があります。

トレーニングを行うのは、1日のうちどの時間帯でもOKです。トレーニング自体は毎日行っても問題ありませんが、腹横筋を上手に使えるようになってくると、はじめのうちは今までに感じたことのない筋肉痛が起きるかもしれません。

腹筋群は筋肉痛になっても、他の筋肉よりも比較的回復が早いという特徴がありま す。筋肉痛になったからといって、あまり間を開けずにトレーニングを再開しても大丈夫です。ただし、くれぐれも無理をせずに自分のからだと相談してください。

自分一人では、どうしてもトレーニングが難しいという人は、専門家にアドバイスを求めるのをおすすめします。最近は、きちんとした体幹トレーニングを身につけたトレーナーが多くなっているので、的確なアドバイスがもらえるはずです。

「腹直筋をあまり使わないで腹横筋をトレーニングする方法を教えてください」

「体幹を鍛えたいのですが、どうしても腹直筋ばかり使って、次の日に腹直筋が筋肉痛になってしまうんです。腹横筋に効いている感じがまったくしないのですが、どうすればいいですか」

このように具体的に質問をすると、トレーナーも最適なトレーニングを考えてくれるでしょう。

POINT 06

体幹ヨコトレができているかは、脇腹・背中の筋肉痛が目安

体幹トレ level 1

ドローイン（座る）

20～30回 × 2～3セット

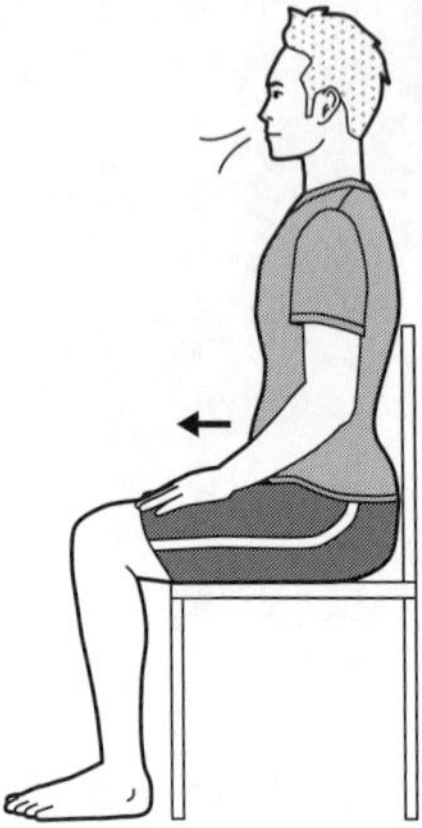

❶ 椅子に座った状態で、背もたれから腰を浮かす。鼻から息を吸っておなかを膨らませる。

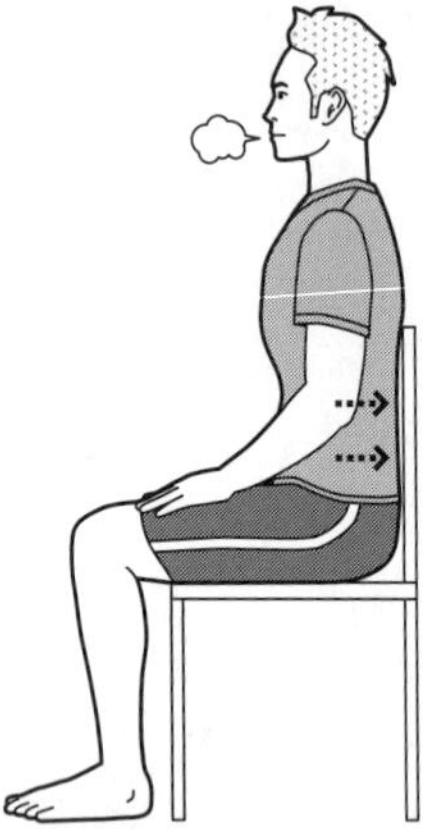

❷ 息を吐きながら、背もたれに1、2、3、4秒で腰を押しつけていく。
このとき腹直筋を触ってみて、動いていないかをチェックする。

❸ 4秒で❶に戻る。

体幹トレ level 1

ドローイン（仰向け）

20～30回 × 2～3セット

❶ 仰向けの状態で、膝を立て、腰を浮かす。鼻から息を吸っておなかを膨らませる。

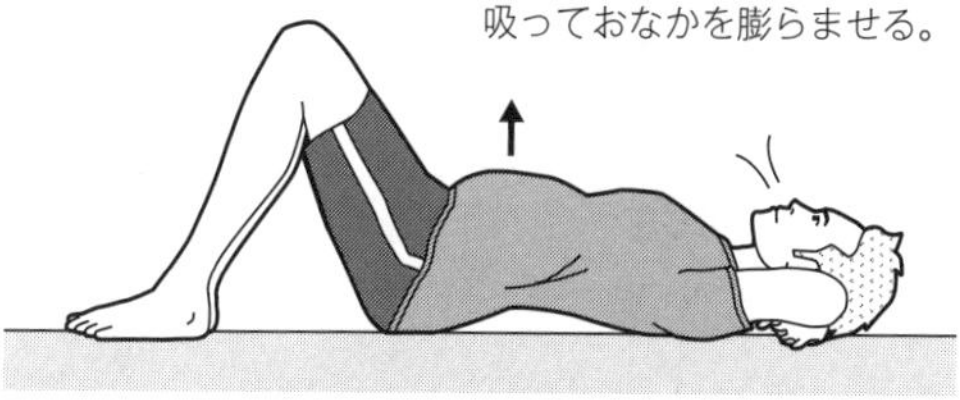

❷ 息を吐きながら、腰のアーチをつぶすように、1、2、3、4秒で床に押しつけていく。
腹直筋に力が入らないように、チェックしながら行う。

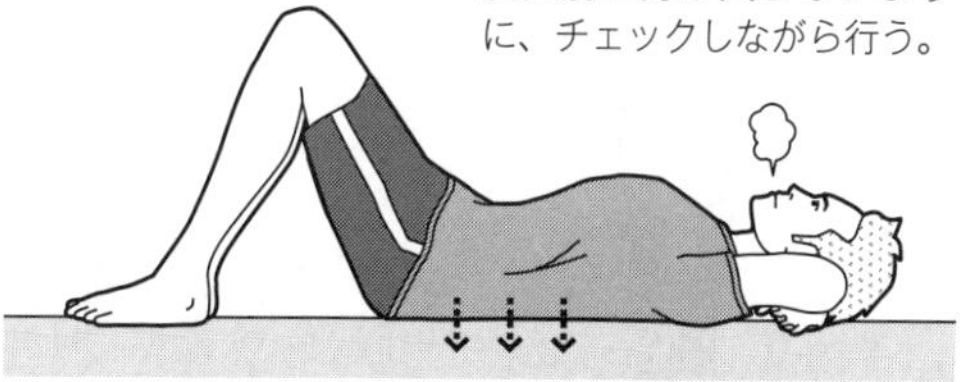

❸ 4秒で❶に戻る。

体幹トレ level 1

ドローイン（立つ）

20～30回 ✕ 2～3セット

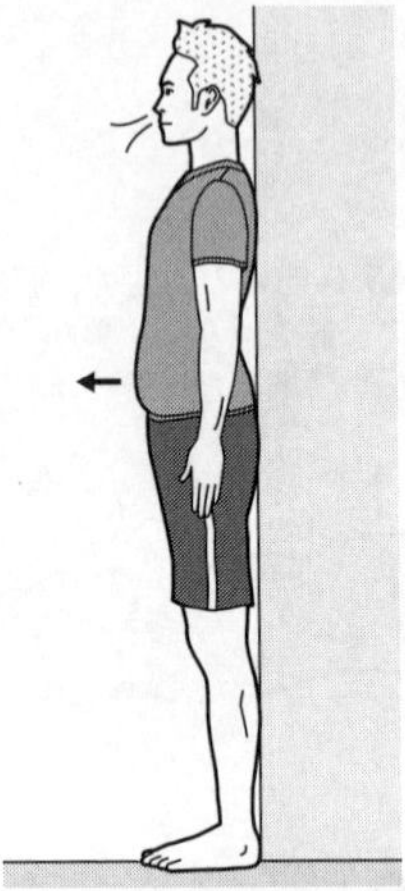

❶ 壁際にかかとと後頭部をつけて立った状態から、腰を前方に浮かす。鼻から息を吸っておなかを膨らませる。

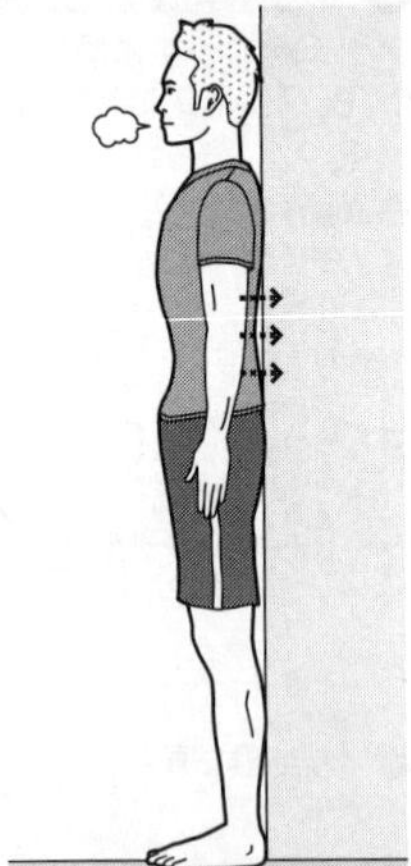

❷ 息を吐きながら、腰を1、2、3、4秒で壁に押しつける。腰は壁にぴったりとつけずに、手のひらを差し込めるぐらい開ける。

＊腰をぴったり壁につけると、腹直筋を使ってしまうので要注意。
＊電車などでつり革につかまって立っているときに、背中に壁があると思ってやってみるのもOK。

❸ 4秒で❶に戻る。

体幹トレ level 2

プランク

30秒キープ ✕ 5 ～ 10セット

❶ うつぶせの状態からひじと腕を床につけ、目線は下に向ける。

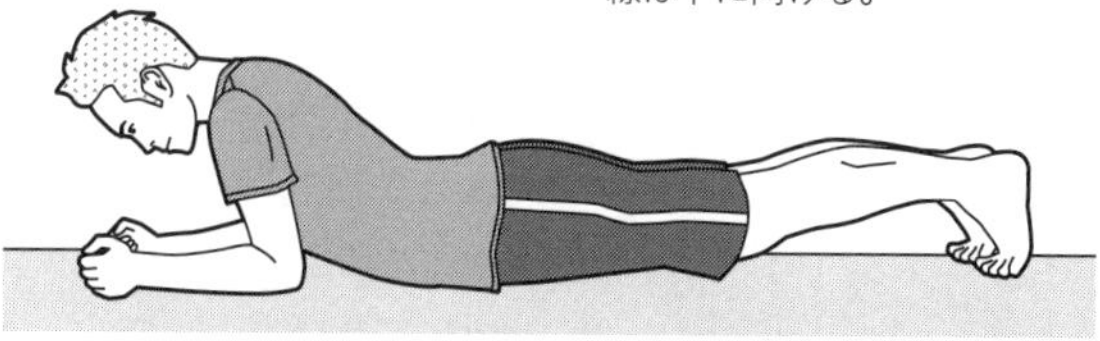

❷ 上体を持ち上げて、頭から足先までをまっすぐに維持する。

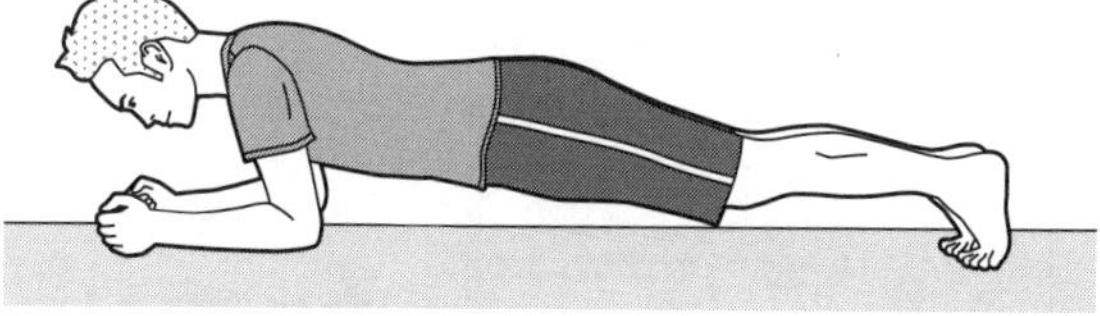

体幹トレ level 3

シッティングドローイン

20～30回 ✱ 2～3セット

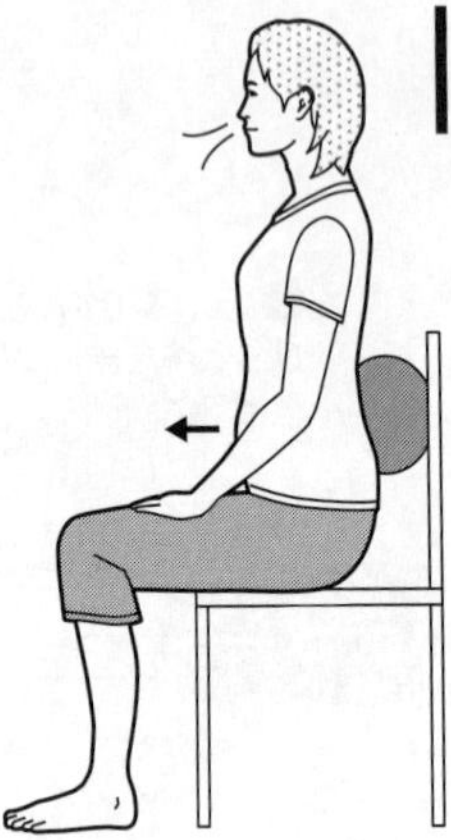

❶ 椅子に座った状態で、椅子の背と腰の間にバランスボールミニを挟む。鼻から息を吸っておなかを膨らませる。

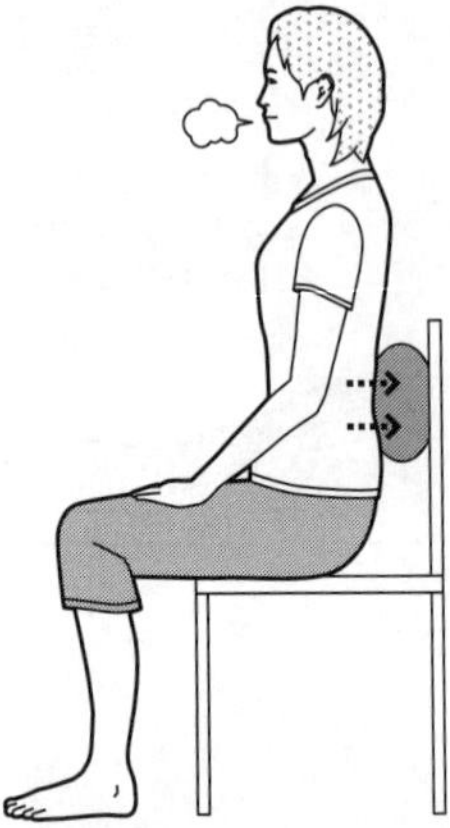

❷ 息を吐きながら、1、2、3、4秒で背もたれに腰を押しつけ、ボールを押しつけていく。腹直筋に力が入らないように、チェックしながら行う。

❸ 4秒で❶に戻る。

体幹トレ level 4

ドローイン

20〜30回 ✕ 2〜3セット

❶ 仰向けの状態で、腰を浮かす。頭の後ろで手を組み、鼻から息を吸っておなかを膨らませる。

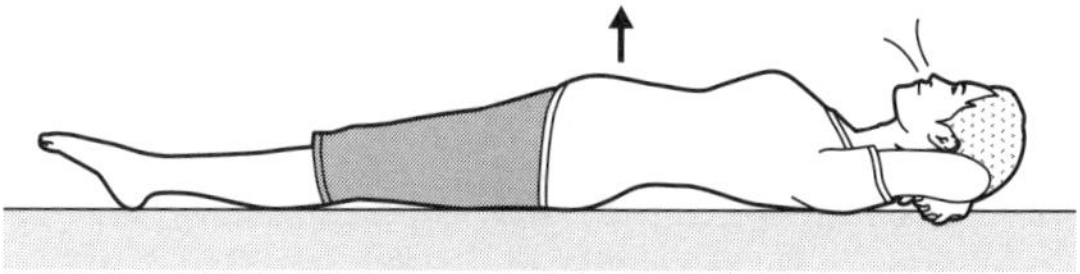

❷ 息を吐きながら、腰のアーチをつぶすように、1、2、3、4秒で床に押しつけていく。腹直筋やももの前に力が入らないように、チェックしながら行う。

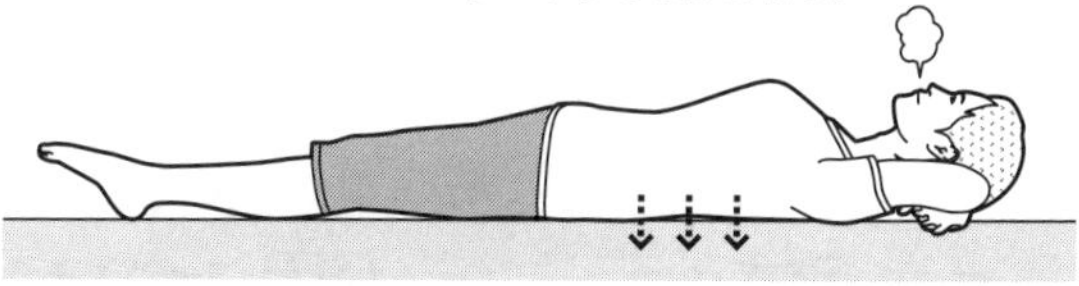

❸ 4秒で❶に戻る。

体幹トレ level 5

ドローイン

20～30回 ✕ 2～3セット

※片脚のみ

❶ 仰向けの状態で、頭の後ろで手を組み、片脚を上げて腰を浮かす。鼻から息を吸っておなかを膨らませる。

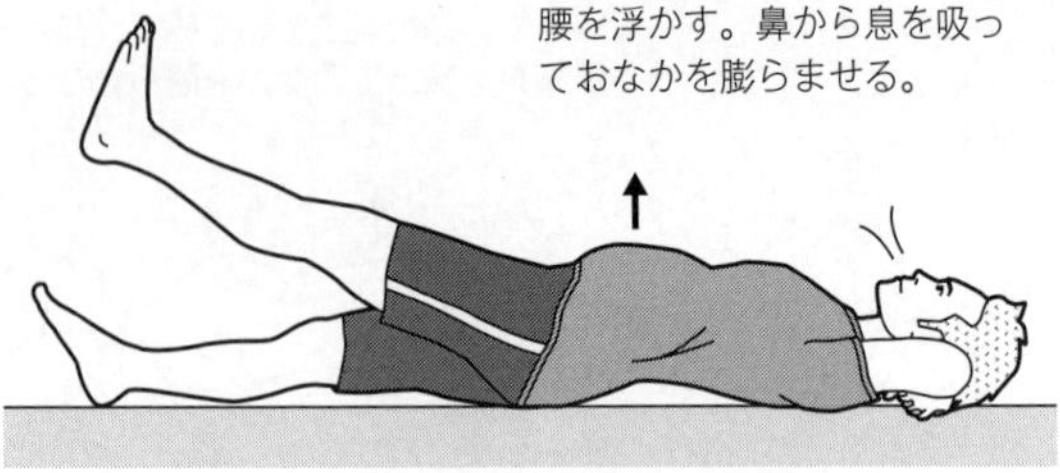

❷ 上げた脚の位置が変わらないように息を吐きながら、腰のアーチをつぶすように、1、2、3、4秒で床に押しつけていく。

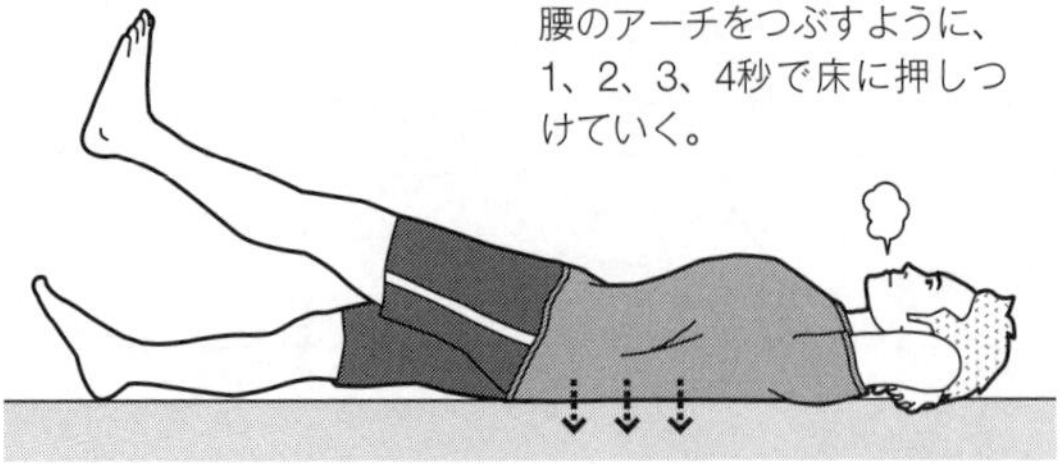

❸ 4秒で❶に戻る。

体幹トレ level 6

ドローイン

20～30回 × 2～3セット

❶ 仰向けの状態で、頭の後ろで手を組み、両脚を上げて腰を浮かす。鼻から息を吸っておなかを膨らませる。

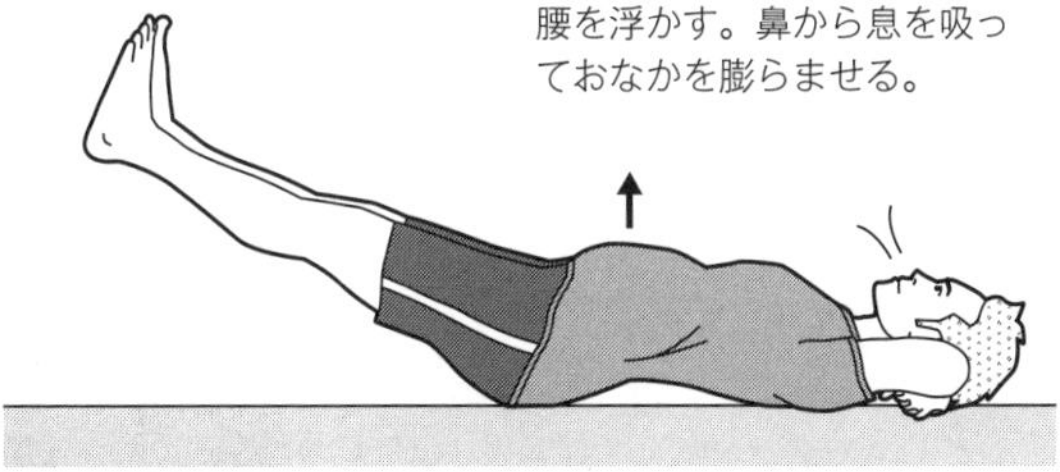

❷ 上げた両脚の位置が変わらないように息を吐きながら、腰のアーチをつぶすように、1、2、3、4秒で床に押しつけていく。

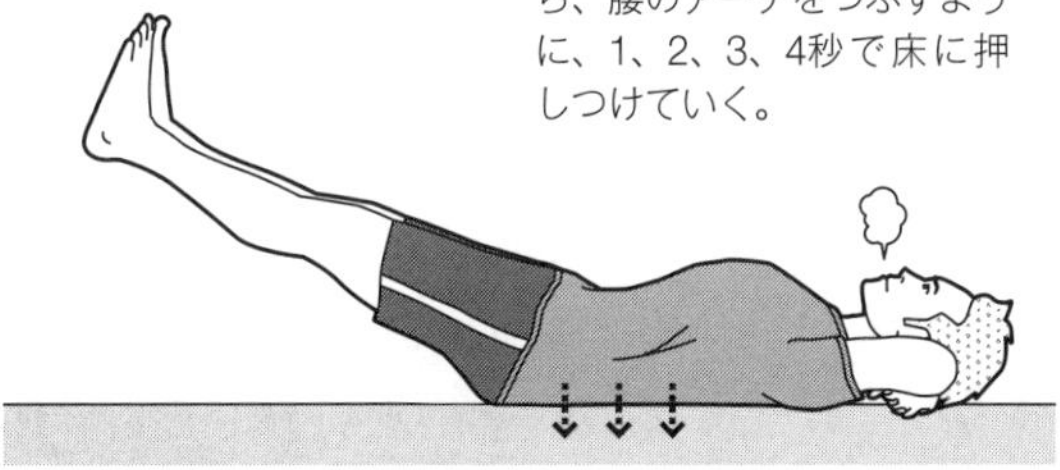

❸ 4秒で❶に戻る。

core training

無意識に腹横筋を鍛えるバランスボールトレ

バランスボールは体幹トレーニングのツール

腹横筋を意識しながら座るのが難しいという人は、バランスボールを椅子代わりに座ってみることをおすすめします。

バランスボールは、直径45〜75cm程度の、伸縮性を持つゴムボールです。今ではトップアスリートのトレーニングツールにも導入されているほか、職場の椅子をすべてバランスボールにしている会社もあるくらいですから、一度は目にしたことがあるのではないでしょうか。

バランスボールに座ると、からだがグラグラして不安定になります。そうすると、倒れずに姿勢を維持しようと上半身や下半身の筋肉を総動員します。

このとき、**無意識のうちに腹横筋などの体幹部の筋肉を使うことになります**。つまり、バランスボールに座っているだけで、いつの間にか体幹トレーニングの一種ができてしまうということです。

私が日本でトレーナーの仕事を始めた25年ほど前は、トレーニングの現場でバランスボールを見る機会はほとんどありませんでした。スポーツクラブで「バランスボールを置いていいですか？」と提案しても、「こんな危なっかしいもの、置いてはダメです」と言われるような時代だったのです。

当時、私はバランスボールに注目して出版の企画をあたためていたものの、どの出版社に提案しても、「こんなの売れないよ」「広まるわけがない」と門前払いに近いような扱いでした。

結局、ある出版社がゴーサインを出してくれたことで出版にこぎつけることができたのですが、そのとき出版社がつけたタイトルは『バランスボールダイエット』というものでした。

バランスボールは体幹トレーニングの基礎中の基礎のツールであり、ダイエットツールではありません。正直なところ、そのタイトルには違和感を覚えました。編集者にも「バランスボールはダイエットの道具ではないんです」と訴えましたが、「『バランスボール』といわれても、何なのかわからない。『ダイエット』のような引きのある言葉を入れないと本が売れない」と諭《さと》され、しぶしぶながら了承したのを今でも記憶しています。

私のモヤモヤをよそに、本は順調に売れました。「バランスボールといわれてもわからない」という編集者の懸念は、決して間違ってはいなかったようです。バランスボールも体幹トレーニングも普及してきた今から考えると、隔世の感があります。

もっとも、バランスボールをダイエット目的で使用している人は、今もたくさんいるようですが。

脳トレ効果もある

バランスボールはもともとイタリアで開発されたものですが、スイスの理学療法士が神経系に障害を持つ子どものリハビリに活用したことで広く知られるようになりました。こうした経緯からもわかるように、バランスボールには脳の機能を改善する「脳トレ」のツールとしての側面もあります。

では、なぜバランスボールに脳トレの効果があるのでしょうか。

前述したように、バランスボールに座ると上半身や下半身のさまざまな筋肉が使われます。こうした筋肉の動きは、運動神経を介して脳の動きとつながっています。筋肉が働くということは、脳も働くということです。**人間はバランスをとるために、脳の中の小脳でその働きを行っています。**さまざまな筋肉を使うバランスボールは、脳へ与える刺激も強いのです。

さて、これからバランスボールをやってみようという人は、まずバランスボールにきちんと座るトレーニングから始めましょう。十分に慣れてきたら、目を閉じて座ることに挑戦してみましょう。

人は視覚によってもバランスを維持していますから、目を閉じたとたんに不安定になるはずです。ここでバランスをとる練習を続けていると、インナーユニットが強化されるだけではなく、小脳も鍛えられるのです。脳トレ効果も期待できるこのツールを使わない手はありません。

次ページで、バランスボールのエクササイズをご紹介します。

POINT 07

バランスをとりながら体幹力UP。

バランスボール（座る）

1日5～30分程度

バランスボールの大きさは、座ったときに膝が90度に曲がるくらいが目安。足は肩幅に広げ、腰を反りすぎたりねこ背にならないように、この姿勢を保持しながら本を読む、食事、パソコン作業などをすると自然とトレーニングになる。

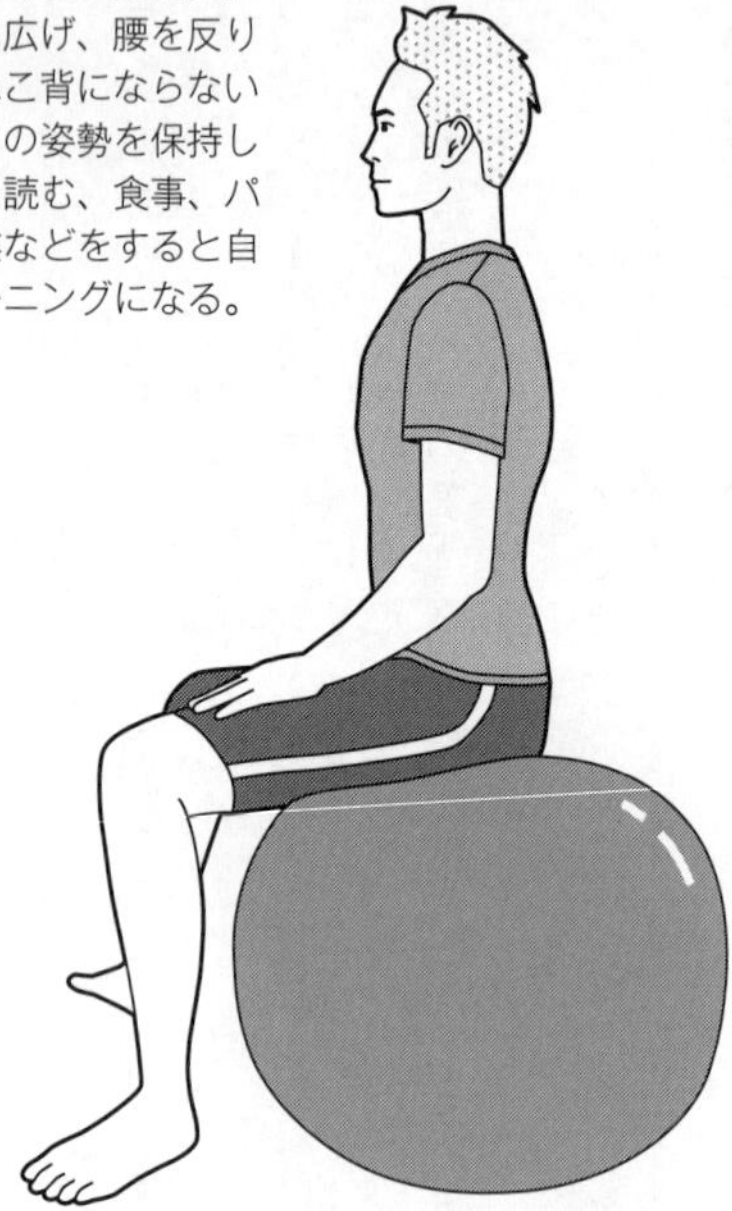

体幹トレ level 2

エルボーブリッジ（バランスボールプランク）

20～30秒 ✕ 5～10セット

❶ 両ひじを直角に曲げて、バランスボールに乗せて、目線は下に向ける。かかとは床から離す。

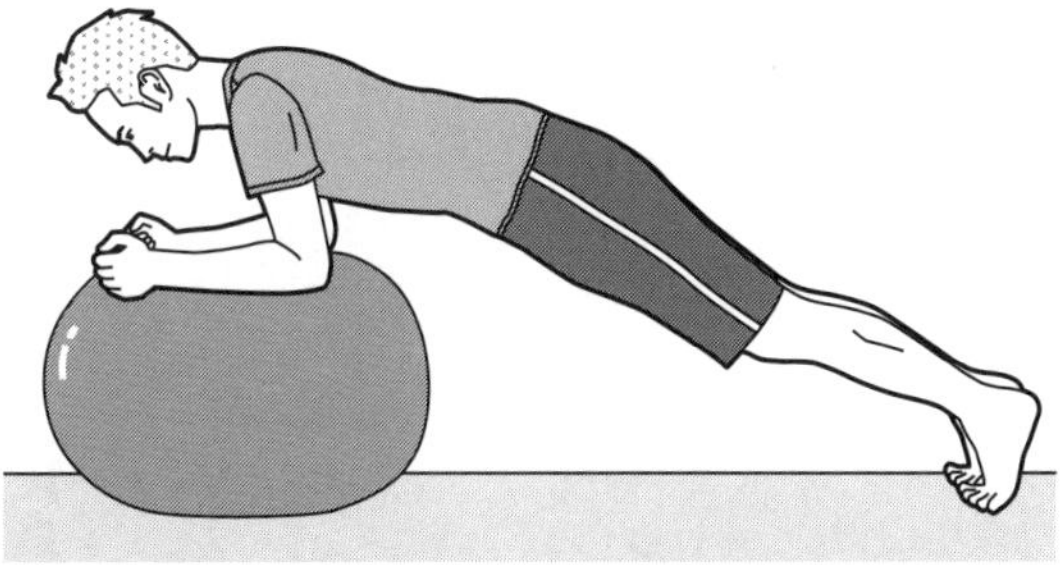

❷ 両腕でバランスをとりながら、この姿勢を20～30秒キープ。

※腹筋群に負荷がかかっているのを感じながら行う。

core training

体幹トレは自己流に頼り過ぎないこと

体幹トレーニングは難しい

トップアスリートの中には、誰から教えられたわけでもなく、いつの間にか体幹トレーニングを身につけている人がいます。

こういった選手は、普段の練習を行う中で、「ちょっと、からだのバランスが悪いな」「もう少しスピードが出せないかな」などと思ったときに、体幹トレーニングの理論を学んで、「もっと腹横筋を鍛えればいいんだ」などと意識した結果、体幹を強化しているわけではありません。

腹横筋という言葉すら知らなくても、「こうやってからだを動かしたら、ちょっとラクかもしれない」という感覚をもとに、フォームを調整していきます。そうやって、知らず知らずのうちに、理論にのっとった体幹トレーニングを実践して〝しまっている〟という場合も多いのです。よく、頭がよくなければトップアスリートにはなれない、といわれるのは、トップアスリートの多くに、このような勘が備わっているのを表現した言葉です。気づいたら体幹が備わっていたという人は、いってみれば、天才肌のアスリートといえるかもしれません。

もしあなたが、よく他人から「からだが安定していますね」などと言われるなら、いつのまにか体幹トレーニングができている証拠かもしれません。

とはいえ、無意識のうちに体幹トレーニングを身につけられるのは、ごく限られた人だけです。自分が天才肌ではないからといって、決して悲観しなくても大丈夫です。体幹のしくみをきちんと理解したうえで、正しい知識にもとづいた体幹トレーニングを行っていけばよいのです。

体幹トレーニングを自己流に解釈して、間違ったトレーニングを続けてしまうのはマイナスです。前述したように、体幹トレーニングはプロでも間違いを起こすことがある繊細なトレーニングなのです。

POINT 08

繊細なトレーニングだからこそ、正しい知識を。

core training

背筋トレもプラスして、ユニットを整える

背筋だけでも不十分

腹筋運動と背筋運動は、セットで語られる傾向にあります。体幹を鍛えるために、腹筋運動と背筋運動に取り組んでいるという人もいます。

腹筋運動＝体幹トレーニングではないとすでにお伝えしました。では、背筋運動はどうなのでしょうか。

背筋運動で鍛えられる筋肉の一つに多裂筋があります。多裂筋は26ページでご紹介したように、インナーユニットに属する筋肉でしたね。ということは、背筋運動をすると体幹が鍛えられるということは可能です。

しかし、私たちトレーナーは、基本的に多裂筋だけを強化するメニューはあまり立てていません。バックエクステンション（一般的に「背筋運動」といわれる、うつぶせになった状態から上体を反らせる運動）ばかりしていると、コアユニットという箱

の後ろ側だけが過剰に鍛えられてしまいます。腹直筋ばかり鍛えるのと同様に、箱の形が崩れてしまうおそれがあるのです。

また、箱を強化していくというイメージで考えると、一番大きな役割を果たしているのは、箱を取り囲むような形状をしている腹横筋であるといえます。以上を考えると、多裂筋を単体でトレーニングするのは非効率的という結論に至ります。

ただし、決して無視してよい筋肉ということではありません。水泳のバタフライのように、からだを背面に反らすスポーツをするときには、背筋が重要です。

また、腰椎《ようつい》の湾曲が浅くてフラット気味になっている人は、背筋（背面の筋肉のすべて）を鍛えると湾曲をつくる効果が期待できます。うつぶせの状態から起き上がることができない、横向きでないと起き上がることができないという人も、背筋が衰えてしまっている可能性が高いといえます。こうした人は、背筋を鍛える必要があるでしょう。

POINT 09

箱の後ろ側だけ鍛えるのはNG。

体幹トレで肩こりはなおる?

ポイントは肩甲骨

「体幹トレーニングによって肩こりがなおる」と主張する書籍や専門家も少なくないですが、体幹と肩こりの因果関係は一概に断定できないものがあります。

肩こりのしくみを理解するうえで重要なのは、肩甲骨です。姿勢と肩こりは、肩甲骨を介在して密接な関係を持っています。

人がねこ背になる大きな理由は、デスクワークなどで前傾姿勢をとり、肩甲骨が背骨の中心から離れて外側に開いてしまうことです（↓120ページ）。

肩甲骨が外側に開くということは、肩甲骨と背骨を結ぶ菱形筋《りょうけいきん》や僧帽筋《そうぼうきん》などの筋肉は、絶えず伸ばされて緊張状態が続くことになります。

筋肉が緊張すると、血圧も上がり、血液の循環も悪化するので、筋肉に酸素と栄養素が十分に行き渡らなくなります。その結果、老廃物も蓄積されやすくなり、こりや痛みを感じるというわけです。

つまり、この本でご紹介した腹横筋を鍛えるトレーニングを行っても、直接的に肩こりを解消する効果はないということです。

ただし、体幹がからだの安定を司るものだと考えるなら、体幹という概念はもっと広がりを持つと考えることもできるとお話ししました（↓32ページ）。

その意味では、広い意味で菱形筋や僧帽筋などの肩甲骨まわりの筋肉を鍛えるのも体幹トレーニングの一環であり、体幹トレーニングによって肩こりが解消するともいえるかもしれません。

肩甲骨を内側に引き寄せるコツとトレーニングについては、姿勢改善にもつながります（↓120ページ）。ぜひ試してみてください。

POINT 10

からだを安定させて、肩こりを解消。

core training

体幹トレで膝痛はなおる？

膝が痛くなるしくみ

膝の関節は、太ももの骨である大腿骨《だいたいこつ》と、すねの骨である脛骨《けいこつ》がつくるジョイントです。この2つの骨がちょうつがいのように動くことで動作を可能にしています。もともと2つの骨が上下に接しているだけなので、構造的には不安定。おまけに立ったり歩いたり走ったりするときに体重を支えるわけですから、膝関節にかかる負担には相当なものがあります。

この膝関節を保護して安定させるために、膝まわりにはたくさんの筋肉がついています。これらの筋肉が衰えたり、硬くなったりすると、膝関節にはさらに負荷がかかり不安定になります。結果として、靱帯《じんたい》や軟骨を損傷することで、膝痛の原因となるのです。

膝関節の周辺を保護しているのは、下半身の筋肉であり、運動不足などで下半身の筋肉が衰えると、膝痛が起こるというしくみです。

運動不足によって膝まわりの筋肉が衰えているとき、他の筋肉も衰えていることがほとんどです。つまり、体幹の筋肉も衰えていることが容易に想像できます。

膝痛と体幹には結びつきがあります。コアユニットを鍛えると、からだのバランスをとりやすくなります。逆にコアユニットが衰えている人は、からだのバランスがとりにくくなり、膝にかかる負担も増します。19ページでは、足首の捻挫《ねんざ》に悩む選手のケースを紹介しました。原理は、これとまったく一緒です。

つまり、膝が痛くなってきたということは、全身の筋肉が衰えているという、からだからの警告です。警告を放置し続けていると、膝痛が悪化するだけでなく、運動自体が難しくなります。

深刻な状況にならないうちに、下半身のトレーニングと体幹トレーニングを並行して行うようにしたいものです。

POINT 11

膝痛の始まりは、全身の筋肉が衰えてきているサイン。

ツールを使うと、腹横筋を感じやすい

体幹ベルトでランニング

体幹トレーニングは自重で行うものが多いのですが、道具を使ってトレーニングの動作を意識しやすくする方法がとられることもあります。

代表的なものとして挙げられるのが、バランスボール（→72ページ）やバランスボールミニ（スモールボールともいいます。→150ページ）などです。

バランスボールと比較的似ているツールに、ムービングディスク、バランスディスクなどと呼ばれているものもあります。文字どおりディスク状をした空気入りの座布団のようなものであり、座ると前後左右に動くため、バランスよく座るために体幹を意識することができます。デスクワークや勉強中に座布団代わりに使う方法が一般的ですが、ディスクに立ったり、片足で乗ってバランスをとったり、膝立ちしてバランスをとったりするなどのエクササイズも紹介されています。

また、名称はさまざまあるものの、腰に巻くことで体幹を意識できるような体幹ベルトも商品化されています。体幹ベルトを巻いて、腹横筋を意識するとベルトは外れることはないのですが、腹横筋が緩まるとベルトも外れてしまいます。そのため、**ベルトを巻くだけで体幹（腹横筋）が意識できるようになっており、マラソンランナーなどがフォームづくりに活用するケースが多いようです。**

他にも、ピラティスは、ヨガと同じようにマットを使って行うマットピラティスと、機械を使って行うマシーンピラティスに大別できます。マシーンピラティスで用いる代表的な機械にはリフォーマーなどがあります。

さらに、最近では天井などに紐状のサスペンションバンドを取りつけてエクササイズを行う、TRXと呼ばれるトレーニングツールの認知度も上がっています。

腹横筋のイメージをつかむために使うというのであれば、比較的安価に入手できるものから試してみる価値はあると思います。

POINT 12

手軽なツールからチャレンジ。

core training

体幹が安定すると、フォームが変わっていてもロスがない

独特なフォームの扱い方

19ページで、足首の捻挫を繰り返す選手の事例をご紹介したときに、「ひと昔前は、捻挫を予防するために足首まわりの筋肉を強化していたものが、最近は体幹を強化する重要性が着目されるようになってきた」とお話ししました。

このように、医学や生理学の進歩によって、トレーニングの理論は日々進化しています。そして現在、私たちトレーナーの間で主流となっているのは、それぞれの選手に固有なフォームを尊重するという考え方です。

マラソンランナーもテニスプレイヤーも、ある程度競技のキャリアを積んできた人は、程度の差こそあれ、自分なりのフォームを習得しているものです。

たとえば、マラソン競技の中継などを視聴していると、集団で走行している選手たちの中に、一方の肩を落として頭も傾けた状態で走っている選手を見かけることがあ

ります。こうした独特なフォームをしている選手は、以前であれば矯正したほうがよいという考え方が主流でした。というのも、力学の観点からいえば、一方の肩を落とすというのは効率が悪い走り方であるからです。

コンピューターグラフィックスで解析すれば、人間にとって最も力の伝わりやすい理想のランニングフォームははっきりしています。つい数年前までは、選手の動作をコンピューターで分析して、理想のフォームと照らし合わせて修正する取り組みが主流となっていました。最も効率のよいフォームにすれば、パフォーマンスが向上するのは当然だと思われていたのです。

しかし、現在ではむやみにフォームを矯正するのではなく、「どうしてこの選手は、独特なフォームを身につけたのだろう」と追究するようになってきました。

独特なフォームをしている選手は、誰かに指導されて独特なフォームを身につけたわけではありません。意識するにせよ、しないにせよ、**そのフォームが自分にとって最適だから身につけたはずなのです**。

では、なぜ最適なのかといえば、そのフォームを導くような骨格ができあがっているからです。骨格を形成しているのは、筋肉のバランスです。つまり、筋肉のバランスの不均衡が、独特のフォームを生んでいたというわけです。

現在は、骨格の形成には個性があると認めたうえで、あえて筋力の均衡をめざすのではなく、その骨格にとって理想の筋肉バランスがとれるようにトレーニングをしているのです。

体幹と安定したフォームの関係

実際に私が見る限り、トップアスリートになればなるほど、特殊なフォームをしているものです。プロ野球を見ていても、選手によってバッティングフォームやピッチングフォームは多種多様です。メジャーリーガーとして活躍した野茂英雄《のもひでお》さんのトルネード投法などは、最たるものでしょう。

特殊なフォームは、理論上は不利といえるのですが、現実に特殊なフォームをしているからこそ、トップアスリートとして君臨している選手がたくさんいます。彼らのフォームを理論的に効率が悪いからといって無理に矯正しようとすると、かえってパフォーマンスが低下してしまいます。

ですから、私たちトレーナーには、その選手がどのような特殊なフォームをしているかを見抜く力が問われています。選手の個性的な動作を見抜いて、その動作に合うトレーニングメニューを考えます。

ただし、独特なフォームを尊重するといっても、そのフォームによってケガや疾患などの何らかの弊害が起きているときは別です。これは、フォームに何らかの問題があるということですから、改善を検討することになります。このときも、理想的なフォームに矯正するのではなく、現在のフォームをあまり変えないようにしつつ、痛みを起こさないような筋肉バランスをめざしていきます。

ここで大切なのは、**体幹が安定しているからこそ、どんな特殊な動作も可能になるということです**。体幹の弱い人が特殊な動作をしても、今以上パフォーマンスが向上するのは難しいですし、ケガの危険性もつきまといます。

つまり、体幹を鍛えているということは、動作が安定しているということであり、必ずしも、きれいなフォームになるということではないのです。

POINT 13

体幹が個性的なフォームをつくる。

core training

続けられるトレーニングをするコツ

運動の取り組み方は人それぞれ

先日、ある俳優の本が売れているというニュースを見て、私も読んでみることにしました。その本の内容は、俳優自らの肉体トレーニングメソッドを明らかにするというものです。

その俳優の鍛え上げられた肉体は、私も雑誌などで目にしたことがありました。いったいどんなトレーニングをしているのだろう、と思いながら読んでみたのです。

本の中で、彼は次のようなことを語っていました。

「自分はベンチプレスとランニングしかしない」

「食事の制限は一切していない。それどころか、ジャンクフードを口にするのも大好きだ」

どうしてそれだけのトレーニングで、鍛え上げられた肉体美ができるのか。多くの読者には、不思議に思えるかもしれません。それに対して、彼はこんな持論を展開していきます。

「世の中に出回っているトレーニングメソッドというのは、あまりにも難し過ぎる。あれもやりましょう、これもやりましょうと言われても、やる気は起きないし、第一続かない」

「基本的には走ってさえいれば体力は維持向上できるし、筋肉もある程度維持できる。あとはベンチプレスをやるだけで、さまざまな筋肉を使うから十分な筋力トレーニングになる」

「おなかの腹筋が割れているからといって、腹筋運動なんてまったくしていない」

あくまでその俳優さん流のトレーニング法なので、万人に当てはまるとは断言できないのですが、「たしかに一理あるな」と思わせるものがありました。

彼の発言には、一般の人がトレーニングをするにあたって、耳を傾けるべき点があるのではないでしょうか。

実は難しい体幹トレーニング

体幹トレーニングの本を読むと、たくさんのトレーニング法が紹介されています。しかし、プロの目から見ても、紹介されているトレーニングはどれも非常に難しいものばかりです(私もそういった本を出している一人ですが)。

私たち指導者が実際に教えるのも、決して簡単ではありません。体幹トレーニングで重要なのはインナーマッスルの強化なので、実際に強化できているかどうかを感じさせるのがとても困難なのです。

正直にいえば、アウターマッスルを効率よく動かすことすら難しいのに、インナーマッスルを動かすのは神業《かみわざ》の世界といってもいいくらいです。

これは一般の人だけでなく、アスリートも同じです。アスリートに体幹トレーニングをレクチャーしても、上手にできる人はそうそういないのが現実です。

体幹トレーニングが重要なのは、たしかです。しかし、繰り返しになりますが、一般の人たちにとって、優先順位が第一位の運動法とはいえません。

前述した俳優は、ランニングであれば自分でも続けられるし、基礎体力も向上するので生活も活動的になるし、カロリーオーバーになっても消費できる、と語っていました。そして、継続できる運動こそが基本ですよ、とも語っていました。

つまり、たくさんの複雑なトレーニングメニューを無理にこなそうとするよりも、自分が継続できると思えるトレーニングから取り組んだほうが、効果が高いということです。

「体幹トレーニングはとても簡単です。体幹を鍛えると病気も治るし、いいことずくめですよ」

と言いたいのはやまやまなのですが、できるだけ誠実な記述を心がけました。

本書でもいくつかの体幹トレーニングを紹介しましたが、決して体幹トレーニングがすべてだとは考えないでください。そして、自分に合った運動法があるならば、それを継続するのもとても大切だということを、念頭に置いてください。

POINT 14

続けられるトレーニングを見つけることが近道。

COLUMN no.2

女性より男性のほうがおなかを凹ませやすい!?

肥満は、内臓のまわりに脂肪がたまる「内臓型肥満」と、皮膚の下の組織に脂肪がたまる「皮下脂肪型肥満」の2つに分けられます。

男女別にいうと、内臓型肥満は、中高年以降の男性に多く見られます。一方、皮下脂肪がつくのは女性ホルモンの作用が関係しているため、女性に多く見られるのが皮下脂肪型肥満です。

内臓脂肪と皮下脂肪を比較すると、内臓脂肪のほうが燃焼しやすいため、男性のほうが比較的早くおなかを凹ませることができます。

これと比較すると、女性は大変です。摂取カロリーを減らし、有酸素運動により消費カロリーを増やすと、まずは内臓脂肪がエネルギーに換わって減ることになります。次に、皮下脂肪がエネルギーとして使われるようになります。つまり、女性が肥満と闘うには、常に長期戦が予想されるのです。

しかも、女性は閉経を迎えると女性ホルモンが低下し、内臓脂肪もつきやすくなります。皮下脂肪と内臓脂肪が同時につくと、ますます解消が難しくなります。

できるだけ早めに対策をとることをおすすめします。

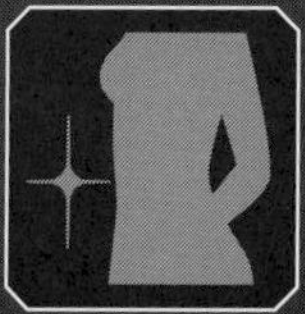

PART 3

make your tummy flat

体幹を鍛えて、おなかを凹ませる！

make your tummy flat

メタボが引き起こすリスク

メタボリックシンドロームの基準を知っておこう

20代のころはスリムな体型を維持し、好きなだけ食事やお酒を楽しんでいたような人が、30代を経て40代にもさしかかり、急におなかがぽっこりしてくる姿は決して珍しいものではありません。

ぽっこりおなかに悩む人が気にするのは、メタボリックシンドロームの判断基準の一つである、へそまわりの腹囲です。メタボリックシンドロームは、おなかまわりの内臓に脂肪が蓄積した内臓脂肪型肥満と大きな関わりがあるとされています。

おなかが出てくると、職場などの健康診断で腹囲を計測されるとき、「メタボと判定されたら嫌だなあ」と暗い気持ちになってしまうのではないでしょうか。

厚生労働省が発表している腹囲の診断基準は、「男性85㎝以上」「女性90㎝以上」（男女ともに腹部ＣＴ検査の内臓脂肪面積が１００㎠以上に相当）です。

読者の中にも、この基準をオーバーしてしまう人がいるかもしれません。

ただし、注意したいのは、腹囲の基準をオーバーしていただけで、ただちにメタボリックシンドロームと判定されるのではないということです。内臓脂肪の蓄積に加えて、以下の2つ以上の項目があてはまるとメタボリックシンドロームと診断されます。

脂質異常……中性脂肪１５０mg／dℓ以上、ＨＤＬコレステロール40mg／dℓ未満、のいずれか、または両方

高血圧……最高（収縮期）血圧１３０mmHg以上、最低（拡張期）血圧85mmHg以上、のいずれか、または両方

高血糖……空腹時血糖値……１１０mg／dℓ以上

以上を総合すると、メタボリックシンドロームは、内臓脂肪型肥満に高血糖、高血圧、脂質異常が重なり、動脈硬化を引き起こし、心臓病や脳卒中などの命に関わる病気を引き起こすリスクを高める状態であることがわかります。

POINT 01

おなかまわり以外のことも要チェック。

make your tummy flat

内臓脂肪を減らしてから体幹トレ

体幹トレでおなかが凹む?

腹囲測定の結果、思ったより腹囲が大きかったことに驚き、運動不足を解消しようと考えてスポーツクラブに入会したという経験をお持ちの方もいることでしょう。こうした方たちが、「おなかを凹ますのにいいらしいから」と、真っ先に体幹トレーニングを始めてしまう例が増えています。

世の中には、体幹トレーニング＝おなかが凹むとイメージしている人がたくさんいるようです。

正直にいうと、あまりに安直過ぎる考え方です。そもそも、人が太ってしまうしくみは至極単純です。**摂取したカロリーが消費するカロリーを上回り、余ったカロリーが内臓脂肪や皮下脂肪になってからだに蓄えられているということです。**摂取カロリーと消費カロリー（基礎代謝量を含む）が同じであれば、太ることはありませんし、消費カロリーが摂取カロリーを上回れば、体脂肪がエネルギーとして使われるのでやせるというしくみです。

とくに、おなかがぽっこり出ているというのは、おなかの内臓まわりに脂肪がついています。そうした人が、おなかを凹ませたいと思うなら、まずは内臓脂肪を減らすのが先決です。

もっとわかりやすくするために、妊娠している女性をイメージしてみましょう。妊娠している女性は、おなかの中に赤ちゃんがいるからおなかがぽっこりと出ています。この女性が出産すると、おなかは凹みます。当然ですよね。原理は、これとまったく同じです。要するに、おなかの中の内臓脂肪をとってあげればよいのです。

内臓脂肪を減らすためには、まず摂取カロリーのコントロールが必要です。食べ過ぎに注意するということです。

内臓脂肪をとってしまえば、おなかは凹みます。この単純な原則から目をそむけて、おなかがぽっこりしたまま体幹トレーニングに励んでも、ほんの少しは筋肉の作用で凹ませることができるかもしれませんが、思ったような効果は得られないのです。

まずは下半身の筋力アップが有効

ぽっこりおなかを凹ませるためには、摂取カロリーを減らすと同時に、消費カロリーを増やして、体脂肪を減らしていく必要があります。

そこで有効なのが、筋トレをして全身の筋肉量を増やすことと、基礎代謝が高いからだをつくることです。基礎代謝とは、呼吸や体温維持、内臓の働き、細胞の再生などの新陳代謝で使われるエネルギー、つまり何も活動せずに生きているだけで消費されるエネルギーの総計です。

基礎代謝を高めておけば、有酸素運動をしたときにたくさんのエネルギーを消費できるだけでなく、日常的にもエネルギーの消費量が増えますから、太りにくくやせやすい体質に変わるというわけです。

そういうと、「体幹トレーニングでは、基礎代謝を高めることはできないの？」という疑問を持つ人がいるはずです。

結論からいうと、体幹トレーニングには筋肉量を増やして基礎代謝を高めて、消費カロリーを増やす効果はあまり期待できません。

基礎代謝を上げる一番の要因は体重なのですが、筋肉量を増やすことにも意味があります。筋肉量を増やすには、脚やお尻などの大きな筋肉を鍛えたほうがはるかに効率的です。下半身の筋肉と比べると、腹筋群の筋肉は非常に小さく、いってみれば膜の層のような形をしています。この腹筋群を体幹トレーニングで強化しても、全身の筋肉量からすれば微増するだけで、当然基礎代謝にも大きな影響を与えません。

人間は、20歳を過ぎて運動をしないと、年約1％ずつ下半身の筋肉量が減っていくとされています。下半身の筋肉量が落ちて、**脚がほっそりしたお父さんが体幹トレーニングをやっても効果がないばかりか、体重が増え続けるのは当然です。**

この間違った知識が広まったままだと、いずれ体幹トレーニング＝おなかが凹まない＝役に立たないと判断され、一時のブームで終わってしまうのは目に見えています。

ダイエット目的で体幹トレーニングにチャレンジするのなら、下半身のトレーニングと並行して取り組むことをおすすめします。

POINT 02

〝腹凹〟には、トレーニングの順番が有効。

make your tummy flat

"腹凹"に必要なトレーニング量

1日30分が目安

前述したように、メタボリックシンドロームの一因であるぽっこりおなかを招くのは、なんといっても運動不足と、日ごろからの暴飲暴食です。

個人差はあるものの、40歳を過ぎると、体型の維持・改善に取り組んでいる人といない人の差は、はっきりと表れてくるようになります。毎日の移動には車か電車を利用し、エスカレーターやエレベーターを必ず使っている人は、明らかな運動不足です。

では、どのくらいの時間の有酸素運動を行えば、ぽっこりおなかに効果的といえるのでしょうか。その目安として、アメリカスポーツ医学会では1日30分程度の運動を推奨しています。この「30分」は、1回5分の運動を1日の中で6分割して行ってもかまいませんし、10分の運動を3分割してもOKです。

かつては「有酸素運動は、20分以上継続しないと脂肪が燃焼しない」という説が説得力をもって語られていましたが、今ではほとんど聞かなくなりました。

近年の研究により、20分間の連続した運動と、10分間の運動2回とでは、脂肪の燃焼効果にほとんど差がないことがわかってきたのです。

たとえば、朝、バスを使うのをやめて駅までの道を10分歩き、昼休みに10分ほど散歩をして、夜もひと駅手前で降りて10分歩けば、30分連続してウォーキングしたのとほとんど同じ運動効果を得ることができます。

さらに、有酸素運動にプラスして体幹を含む筋力トレーニングを並行して行う人にアドバイスがあります。**内臓脂肪を減らす目的であれば、筋力トレーニングを行ってから有酸素運動を行うのが効果的な順序だというものです。**

というのも、筋力トレーニングを行うと、成長ホルモンの分泌《ぶんぴつ》量が高まり、有酸素運動をしたときの体脂肪の燃焼にもつながるからです。これから運動に取り組もうという人は、上手に筋力トレーニングの時間を組み込んでいただければと思います。

POINT 03

運動時間は、刻んでもまとめてでもOK。

make your tummy flat

"腹凹"には、ヨコの筋肉

腹直筋を鍛えてもおなかが凹まないワケ

一般の人が「腹筋」と呼んでいるのは、正確には腹直筋という筋肉です。腹直筋は、肋骨《ろっこつ》から恥骨《ちこつ》までをタテに結んでいる筋肉です。

筋肉がタテについているというのは、おなかの前面に筋肉がついているということです。この筋肉を一生懸命鍛えたとして、おなかを凹ませる効果はあるでしょうか。

絵にしてみると一目でわかるように、筋肉がつくだけでおなかを凹ませる効果はほとんど期待できません。

少しくらいはおなかを押さえつける効果があるかもしれませんが、ほとんど意味がないというのが現実です。

たとえば、男性のボディビルダーは、大会に向けてからだをつくり上げていくときに、最初のうちはたくさん食事をして、からだを大きくしてから、徐々にしぼっていく方法をとります。

摂取カロリーを少し多めにして、たんぱく質をたくさんとると、必然的に内臓脂肪がついてくるのでおなかがぽっこりと出てきます。

それでも、彼らは腹直筋を鍛えているので、腹筋は見事に割れています。腹筋は割れているけれど、おなかは出ている。これは腹直筋にはおなかを押さえる作用がないので、当たり前のように起きる現象なのです。

ただし、ボディビルダーの人たちは〝見せる筋肉〟を鍛えるのが目的ですから、腹直筋などのアウターユニットを中心に鍛えるのであり、それが最も正しい方法でもあります。そして、大会近くになると摂取カロリーをコントロールして、内臓脂肪を減らします。

コルセットをつけるイメージで鍛える

ぽっこりと出たおなかを凹ませようと思ったら、タテの筋肉を鍛えるのではなくて、ヨコの筋肉を鍛えるべきです。

これも考えてみれば簡単なことです。おなかが出ている人にコルセットや着物の帯を巻いて、ギューッと締めつけたら当然おなかは凹みます。それとまったく同じことです。コルセットが筋肉に置き換わっただけです。

おなかのまわりをコルセットのようにヨコから取り巻いている筋肉は、腹横筋でしたね。つまり、おなかを凹ませることに関わっている腹横筋のトレーニングをすれば、おなかを凹ます効果があります。

私たち専門家は、おなかが出ている人が一生懸命腹筋運動で腹直筋を鍛えているのを見ると、不思議で仕方がありません。タテについている筋肉を鍛えても、おなかが凹むという作用は起きません。

しかし、毎日おなかを凹ませようと、腹筋運動を続けてきた人も落ち込むことはありません。毎日運動を続けられるということは、それだけでも立派な才能です。あとは、トレーニングの方法をちょっと見直すだけで、必ずおなかは凹むはずです。

POINT 04

おなかを凹ませるには「体幹ヨコトレ」。

タテの筋肉をしぼっても、おなかは凹まない

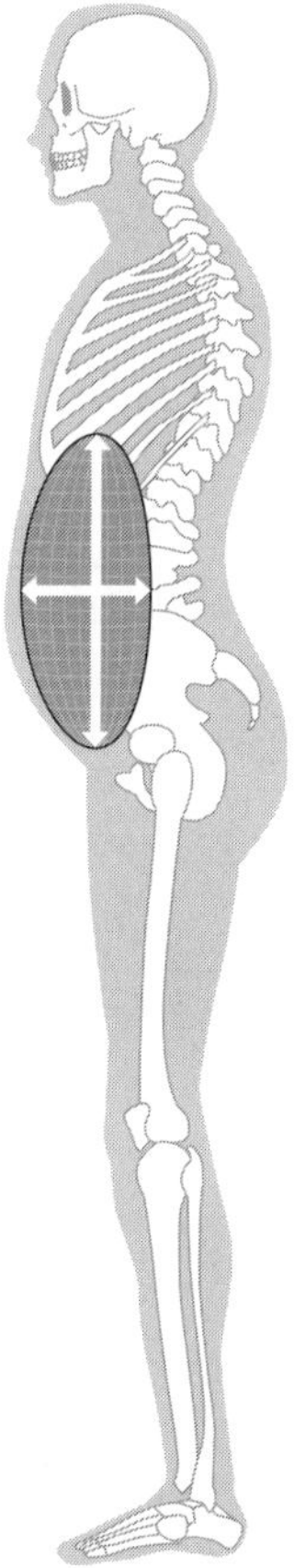

タテの筋肉、腹直筋を収縮させても、おなかは一向に凹まない。ヨコの筋肉、腹横筋を収縮させることで、ウエストはしぼられる。

割れた腹筋づくりとからだ起こしには、タテの筋肉

起き上がるときに欠かせない筋肉

ここまでお読みになった方は、腹直筋にマイナスイメージを持ってしまったかもしれません。

腹直筋はあまり必要がない筋肉なのかといえば、それも大きな誤解です。**腹直筋にはおなかを凹ませたり、コルセットのように腰椎《ようつい》を保護する役割がない代わりに、上体を起こしたり反らせたりするという重要な役割があります。**

からだを後ろに反らせたときに、腹直筋がないとそのままバタンと倒れてしまいます。また、朝目覚めてふとんからからだを起こすときにも、腹直筋がなければ起き上がることができません。

ということは、スポーツにも腹直筋を活用する機会はたくさんあります。たとえば、テニスのサーブの動作を思い浮かべてください。ボールをトスして、上体を反らせて

から、その反動を使ってボールに強いインパクトを与えます。このときは、腹直筋に大きな負荷がかかっています。つまり、テニスプレイヤーにとっては腹直筋は必要不可欠な筋肉、鍛えなければいけない筋肉ということです。バレーボールやバドミントンなども同様ですね。

もちろん、**腹直筋だけ鍛えるのは、トイレットペーパーの芯がぐにゃぐにゃの状態で、前面の粘土だけを補強するようなもの**。ですから、インナーユニットをしっかり鍛えながら、プラスして腹筋運動をするのが有効といえます。

私たちトレーナーが、一般の人に向けて腹直筋のメニューを立てる場合もあります。それは、からだを起こすこと自体が困難で、腹直筋をあまり使わずにヨコからからだを起こしている様子を見たときです。

腹直筋が低下している人は、ちょっとからだを反らせただけで転倒しやすいので、ケガをするおそれもあります。ベッドから起き上がることも難しいとなると、生活にも支障が出てくるでしょう。

QOL（Quality Of Life＝生活の質）の向上という観点から、私も高齢者の方々に腹直筋のトレーニングをおすすめしています。

この本を読んだ方は、スポーツクラブなどでトレーナーから腹直筋の指導をされたときに、「おなかが凹むわけではないし、優先順位が低いわけでしょ？　なんで私に腹直筋をやらせるの？」と思われるかもしれません。

でも、それはおなかを凹ませるために考えたメニューではなくて、今後の人生や生活の動作を考えて、必要だと判断したから取り入れていると考えられます。あくまでもトレーニングメニューは、その人の状態に応じて決まります。

割れた腹筋をつくりたいときは

見た目に、腹筋の割れたおなかのボコボコをつくりたいという人もいることでしょう。腹直筋を鍛えると、1～2cm程度隆起します。見た目にもおなかが割れてくる効果があります。

肉体の見た目をよくしたいというのも、トレーニングの重要な動機の一つです。おなかのボコボコをつくるために腹直筋のトレーニングを頑張るというのも、運動を続けるうえで有効な方法といえます。

ただし、腹直筋の上に皮下脂肪があるのを忘れないようにしてください。皮下脂肪が厚い状態で、いくら腹直筋をトレーニングしても、いつまで経っても筋肉が見えてこないということがあります。

体脂肪率が30％近くあっておなかが出ている人が一生懸命腹筋運動をしても、残念ながら、焼け石に水ということです。

皮下脂肪が多い人は、その皮下脂肪を落とすことが先決です。

よく、細身の男性アイドルが服を脱いで、割れた腹直筋を見せることがありますが、あれは腹筋運動をしているからというより、単純に皮下脂肪が少ないからです。

どんな人でも、皮下脂肪を全部そぎ落としていけば、もともと腹直筋は構造上「割れている」のです。

あくまでも、皮下脂肪をそいだうえで、腹筋運動をすると腹直筋が隆起するということです。

POINT 05

割れた筋肉を見せるには、「体幹タテトレ」。

make your tummy flat

ベリーダンスでおなかは凹まない⁉

部分やせの真実

雑誌などで「部分やせ」を取り扱った記事を見かけることがあります。脚を細く見せたり、お尻を小さく見せたり、ウエストを細く見せたりしたいという願望を持つ人は、女性を中心に大変多く見られます。男性でも、ぽっこりおなかだけ何とか目立たないようにしたいと考えている人は少なくないでしょう。

私自身、「おなかまわりの脂肪だけを落とすようなトレーニングはないのですか?」という質問をよく受けます。

一般的にはベリーダンスやフラダンスなど、腰を回す(正確にいえば腰は回りません。回しているのは股関節です)運動をすると、おなかまわりの脂肪が燃焼し、くびれがつくられるようなイメージを持つ人が多いようです。しかし、人体のしくみを考えると、おなかまわりであれ他の部位であれ、部分的にやせるというのは不可能です。

人間は、からだを動かして活動するためにエネルギーを必要とします。そのエネルギー源の一つが、体脂肪です。

わかりやすいイメージで説明すると、からだを動かすと、全身に蓄えられている体脂肪が少しずつ溶け出し、動かしている筋肉のところに運ばれ分解されるときにエネルギーとなります。つまり、一部の体脂肪が優先的に使われることはないのです。

ベリーダンスやフラダンスをしても、おなかまわりの脂肪だけが燃焼しているわけではありません。腰を回すダンスは有酸素運動なので、消費カロリーを増やして全身の脂肪を燃焼させる効果があります。この結果、おなかまわりの脂肪も燃焼してくびれもつくられるというのが正しい解釈です。

一生懸命に腰を回しても、おなかまわりの部分やせは不可能。「腰を回して、おなかやせを実現しましょう」という宣言文句には、正直なところ首を傾げてしまいます。

だからといって、私はベリーダンスやフラダンスを否定するつもりはありません。ダンスをすれば、カロリーを消費できるのは確実なのですから。

とくに女性にとっては、きれいな衣装を着てダンスをするのが楽しい、仲間と一緒にダンスをするのが楽しいという人は、ぜひダンスを続けていただきたいと思います。

どんな運動であれ、継続できるかどうかが一番です。人前で踊ったりするのは興味がない、みんなと一緒にやるより一人で黙々とからだを動かすほうが性に合っている、という人は、ウォーキングやランニングなどに取り組めばよいのです。

やせるために何か運動したいのだけど、何をしていいのかわからないという人は、さまざまな種目にチャレンジしてみてください。その中から、必ず自分にぴったりの種目が見つかるはずです。

おなかまわりの筋肉を鍛えるだけではダメ

では、おなかまわりの筋肉を集中的に鍛えれば、その部位だけやせる効果はあるのでしょうか。結論をいえば、**腰を回してもおなかまわりだけやせないのと同様に、おなかまわりの筋肉を鍛えたからといって、その部分の脂肪だけが効率よく落ちるということはありません。**

ただし、最近の研究では、筋肉のついている部位の皮下脂肪は、筋肉のついていない部位と比較して、若干落としやすいともいわれています。あくまでも「若干」なので期待し過ぎるのもどうか、というところでしょうか。

コアユニットにある腹横筋を鍛えると、コルセットの効果を果たすのでおなかまわりを引き締める効果はあります。しかし、これも繰り返しますが、そもそも体脂肪を減らしたうえでないと、見た目の効果はほとんど期待できません。

まずは摂取カロリーをコントロールして、体脂肪を落としていきましょう。並行してからだ全体の筋肉量を増やし、体脂肪を燃焼しやすい体質をつくり、有酸素運動に取り組むのがベストです。長年運動をしていない人が筋肉量を増やすには、おなかまわりの筋肉だけにこだわらず、下半身の筋力アップから取り組むのが有効です。

なお、言うまでもありませんが、おなかにラップを巻いてサウナやお風呂に入ったり、おなかまわりをひたすらもんでマッサージしたりしても、その部分だけやせる効果はありません。

ゆっくりと時間をかけながら、運動で少しずつおなかやせを達成していくイメージで取り組みましょう。

POINT 06

部分やせより全身やせが近道。

make your tummy flat

骨盤の歪みやお尻が大きくなるのは、ヨコの筋肉の衰えから

女性は骨盤が広がりやすい

インナーユニットの中でもとくに腹横筋が衰えてくると、さまざまな弊害が起きます。その一つに**「骨盤が広がりやすくなる」**というものがあります。

腹横筋は、肋骨から骨盤の左右にある腸骨の縁までを覆い隠すように取り囲み、骨盤が広がるのを抑える役割も果たしています。ですから、腹横筋が衰えると当然のように骨盤が広がってきます。この状態を骨盤の「アウトフレア」といいます。

女性が出産するときに、骨盤が広がるのが典型的な例です。女性のからだは、腹横筋が弱くなって骨盤が広がることで出産への準備をします。出産を経た直後は、当然アウトフレアの状態になっています。

出産経験のある女性読者には、「骨盤を締めてください」とアドバイスを受けた経験があるかもしれません。これは、アウトフレアを解消しましょうという意味だった

POINT 07

体幹トレで、歪みを解消、お尻を小さく。

骨盤のアウトフレア

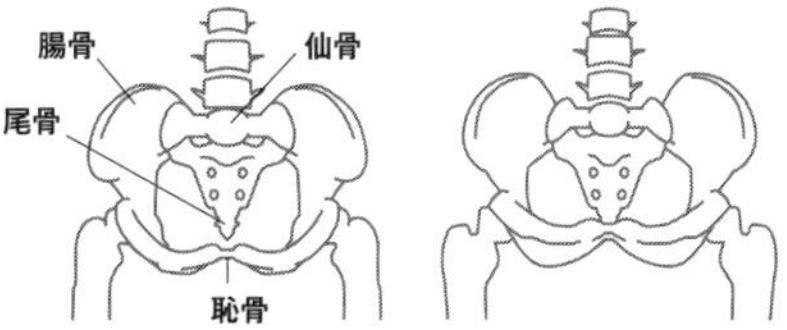

ヨコの筋肉、腹横筋が衰えると骨盤が広がっていく。骨盤が広がるとお尻が大きく見えたり、腹部の内臓の位置が下がるので下腹部がぽっこりして見える。

というわけです。しばしば耳にする「骨盤が歪んだ」という表現も、アウトフレアを指したものであり、正確には骨盤自体が歪んでいるのとは異なります。

アウトフレアは、とくに骨盤の幅が広い女性に起きやすい症状です。**アウトフレアになると、腹部の内臓の位置が下がります。**内臓脂肪が少なくても、下腹がぽっこりと出ているように見える場合もあります。

また、これも女性に多いのですが、骨盤が広がることでお尻が大きくなっていくことがあります。

いずれも解消するには、腹横筋を鍛えてあげるのが一番です。

姿勢の崩れは、コアユニットの衰えから

背すじを伸ばせばねこ背はなおる？

せっかくぽっこりおなかを解消するのなら、ねこ背も解消してすっきりしたスタイルを獲得したい。そう考えているあなたに、お伝えしておきたいことがあります。まずは、無理やり背すじを伸ばそうとしないことです。

ねこ背に悩んでいる人は、姿勢をよくするために背筋《はいきん》を伸ばそうとすることがあります。たしかに、意識的に背筋を伸ばすと姿勢がよくなったように見えます。子どものころから、学校や家庭などで「背すじを伸ばしなさい！」と言われて育ってきた影響も強いのでしょう。

しかし、長時間背筋を伸ばし続けると、どうしても疲れが大きくなります。背筋を伸ばすときには、主にからだの表面近くにある筋肉が使われます。

運動不足でぽっこりおなかになった人は、筋肉量も低下しているはずです。筋肉量

が低下しているにもかかわらず、無理やり筋肉の力で姿勢を保とうとしても無理があります。

姿勢と体幹には、密接な関係があります。

上半身の姿勢を保つうえで、コアユニットが果たす役割には大きなものがあります。本書のＰＡＲＴ１では、コアユニットをトイレットペーパーの芯にたとえてお話ししました。**トイレットペーパーの芯がしっかりしていれば、当然姿勢も崩れにくくなるのでねこ背にもなりにくいといえます。**

肩甲骨を内側に寄せる

ただし、きれいな姿勢で立ったり歩いたりしようと考えた場合、コアユニット以外にも重要な要素があります。

それは肩甲骨の位置です。

そもそも肩甲骨は、文字どおり肩にあって他の骨とはつながらずに宙に浮いたような状態にあります。通常、肩甲骨の内側は背骨から5～6㎝の場所に位置しています。

デスクワークなどで前傾姿勢をとり続けていると、肩が前に出てきて背中が丸くなってしまいます。背中が丸くなっているとき、肩甲骨は背骨から離れて外側に開いています。

肩甲骨が外側に開いてしまうのは、背骨と肩甲骨を結ぶ筋肉が弱まっている証拠でもあります。

背骨と肩甲骨を結んでいるのは、菱形筋《りょうけいきん》という筋肉。文字どおり菱形の形状をしており、懸垂《けんすい》運動などをするときに使われる筋肉です。

また僧帽筋《そうぼうきん》という筋肉も、肩甲骨を内側に保つうえで重要な役割を果たしています。これらの筋肉を鍛えることで、外側に開いていた肩甲骨は内側に引き寄せられていきます。**肩甲骨が内側に寄っていくと、背中の丸みも解消されますから、ねこ背にもなりにくくなります**。

日常生活の中で、肩甲骨を内側へ寄せるコツがあります。たとえばカバンを後ろ手で持って、肩甲骨を寄せるように意識してみます。

片手でカバンを持ち、もう一方の手は机の上についた状態から、肩甲骨を引き上げるイメージで、カバンを持ち上げるのもトレーニング法の一つです（からだは少し前傾した状態で行いましょう）。

姿勢をつくっているのは、あくまでも筋肉です。コアユニットを含めた筋肉の強化が、ぽっこりおなか、ねこ背の解消には不可欠であると理解しましょう。

筋力トレーニングを行ったうえで、美しい姿勢を維持したいという人は、いつも「下を向かないこと」を意識するようにしてください。美しい姿勢と、いつも下を向いているうつむき姿勢は両立しないからです。

そして筋肉量を維持・向上させるために普段から足腰を使う意識づけも大切です。電車やバスに乗るときは安易に座らないようにして立っているだけでも、立派なトレーニングとなります。

また、帰宅してからも、やわらかいソファで座り続けるのをやめるだけでも、姿勢の維持にはプラス効果があります。

POINT 08

背すじは無理やり伸ばさない。

make your tummy flat

ビールでぽっこりおなかにはならない

おつまみのとり過ぎに注意

お酒好きな人の中でも、とくにビール党の人は、おなかが出るのを心配することが少なくありません。「ビール腹」という言葉もあるように、ビールの飲み過ぎがぽっこりおなかをつくるというイメージが強いようです。

ビールを飲むと太ってしまうというのは、果たして本当なのでしょうか。

ビールのレギュラー1缶（350㎖）に含まれるカロリーは、銘柄にもよりますが、およそ140～180㎉。飲んだ分だけ、そのカロリーを摂取することになります。

しかし、通常はビールだけを飲み続けるわけではなくて、同時におつまみを食べているはずです。ビールを飲むと食が進み、ついついフライドポテトや焼き鳥などの高カロリーで塩気の多いおつまみに手が出てしまいます。おつまみを食べ過ぎると、摂取するカロリーが過剰となり、**内臓脂肪として蓄積されていきます**。これがぽっこり

POINT 09

おなかが出るのは、アルコールだけでなくおつまみも要因。

おなかの本当の原因というわけです。

当然、ビール以外のお酒でも、アルコールだけでなくおつまみを過剰に摂取していたらおなかが出てくるのは当然です。

そしてもっと怖いのは、お酒を過剰に飲む習慣があると、全身の筋肉量が減少しやすいという事実です。これは科学的にも証明されています。

筋肉は、太腿《ふともも》やお尻など、下半身の大きな筋肉から減少していきます。ですから、低筋力になっている人は、おなかはぽっこりしているのに足腰はやせ細っているという、見た目にもアンバランスな体型になりやすくなります。

下半身に負担がかかるので、腰痛や膝痛を招く可能性も大です。

過度な飲酒や暴飲暴食、バランスの悪い食生活は、体幹を鍛える以前の問題ですから、くれぐれもご注意を。

COLUMN no.3

歪みをなおせば腰痛も解消できる!?

腰痛に限らず、膝痛も肥満も「歪み」が原因であるとする説がよく聞かれるようになってきました。雑誌や書籍でも、歪みを解消するための方法を解説するものを、しばしば目にします。

たしかに、背骨のS字カーブが崩れると、腰椎まわりの筋肉にも負荷がかかり、腰痛を引き起こすおそれがあります。その意味では、歪みによって痛みが起こりやすくなるとはいえます。

しかし、歪みは腰痛の原因のすべてではありません。腫瘍《しゅよう》（がん）によるものもあれば、感染症、ストレス、骨折、脱臼、子宮内膜症、尿管結石……などなど、腰痛の原因となる要素は多種多様です。

歪みという一要素にとらわれ過ぎると、適切な対応を見失ってしまうおそれがあります。

そもそも世の中には、歪みがまったくない人は一人も存在しません。人は、それぞれの生活を通じて独自の骨格を身につけているものです。

歪みに対して神経質になり過ぎると、それが原因で痛みを引き起こす可能性もあるので注意してください。

PART 4

preventing low back pain

体幹を鍛えて、
腰痛にならない！

preventing low back pain

体幹に筋肉がつくと、腰痛を予防できる

体幹と腰痛の関係

腰痛は職種を問わず、多くの人を悩ませる症状の一つです。見た目にはそのつらさがわからないため、一見すると何の問題もないように見えますが、人知れず腰の痛みと格闘している人は決して少なくありません。

腰痛の解消法は、これまでもさまざまに語られてきました。なかでも、最近注目を集めている体幹トレーニングに腰痛解消の期待をかける人が増えています。

「体幹を鍛えたら腰痛って予防できるのですか?」

体幹トレーニングを始めようと考える人から、こういった質問をよく受けます。そんな人に対して、私は次のように答えます。

「コルセットをつけたら腰痛は予防できますよね?」

体幹を鍛えるということは、しっかりとしたコルセットを身につけるのと同じ効果

があります。ですから、腰痛予防に効果的なのは容易に想像がつくはずです。

「体幹を鍛えると腰痛が予防できる」というのは、「コルセットをつけたら腰痛が予防できる」というのとまったく同じ意味なのです。

腰痛になった人が病院に行くと、コルセットを処方されることが多いはずです。コルセットを着用すると、腰痛は軽減されます。これは、腰椎《ようつい》にかかる負担を軽くする効果があるからです。

でも、よく考えてみると、本来はコルセットがなくても腰痛が起きない状態が自然です。腰椎を支える筋肉がきちんとついていれば、そもそも腰痛は起きないはずです。

筋肉量が少なくなって腰椎を支えきれなくなっているから、仕方なくコルセットに頼らざるを得なくなってしまう。そう考えると、腰痛を予防・軽減するためには、コルセットに頼るのではなく、天然のコルセット＝体幹を鍛えるほうがはるかに賢い方法といえます。

POINT 01

天然のコルセットをつけて、腰痛予防。

preventing low back pain

腰痛のとき、腹筋をしてはいけない

腹筋が足りないから腰痛になる？

腰痛に悩む人が医療機関で受診したとき、よくかけられる言葉の一つに、次のようなものがあります。

「腹筋が足りないから腰痛になっているんですよ」

「腰痛を解消したいなら、腹筋を鍛えてくださいね」

腹筋が足りないから腰痛になる——この発言に嘘があるわけではありません。ただし、「腹筋」という言葉には誤解を招く要素が多分に含まれています。

正確にいうと、人間のからだに「腹筋」という筋肉はありません。厳密には、腹部についている筋肉を総称して「腹筋群」と呼んでいます。

この腹筋群の中には、内腹斜筋《ないふくしゃきん》、外腹斜筋《がいふくしゃきん》、腹直筋《ふくちょくきん》、腹横筋《ふくおうきん》といった筋肉が含まれています。

実は、ドクターは、こうした各種の筋肉を指して「腹筋群が足りないから腰痛になっている」と言っているのです。

私なりに翻訳すれば、ドクターは「インナーユニットもアウターユニットも衰えているから、腰痛になっているんですよ。だから体幹トレーニングをしてくださいね」と言いたいのでしょう。

ところが、「腹筋運動をしてくださいね」と言われた患者さんは、家に帰ると、シットアップやクランチといった〝腹筋運動〟に励みます。

そうした運動で鍛えられるのは、主に腹直筋でした。体幹を鍛えるのとは、別方向に向かってしまいます。

こんな誤解が生じているからといって、ドクターの説明不足を一概に責めることはできません。

限られた診療時間内に「インナーユニットが重要で、それを補助するアウターユニットが必要で、インナーユニットはこのように構成されていて、トレーニングメニューは……」などと説明するのは至難の業《わざ》だからです。

その腹筋運動が腰痛を招く

では、腰痛予防のために〝腹筋運動〟をひたすら続けていくとどうなるのでしょうか。

結論からいえば、腰痛は解消されない場合が多いし、さらに腰痛を招くことになります。これは、人間の背骨の構造を考えるとすぐにわかります。

人間の背骨は、前後に湾曲したS字カーブ（ナチュラルカーブ）を描いています。このカーブをよく見ると、上部の頸椎《けいつい》は前にカーブ（前湾）し、中部の胸椎《きょうつい》は後ろにカーブ（後湾）し、下部の腰椎は再び前にカーブ（前湾）しています。

なぜ湾曲しているのかというと、からだに受ける衝撃を吸収するためです。ソファやベッドなどにS字スプリングが使われるのと同じ原理です。

さて、腹筋運動で鍛えられる腹直筋は、肋骨《ろっこつ》から恥骨《ちこつ》までタテについている筋肉です。この筋肉をトレーニングで強くすればするほど、肋骨と恥骨が引っ張られて近づいていきます。背中が丸まってねこ背になるようなイメージですね。

腹直筋が強くなると、腰椎の湾曲は解消されていきます。前に湾曲していたものが、まっすぐになっていくようなイメージです。

腰椎は、前にカーブしていることで衝撃を吸収してくれていたのに、まっすぐになってしまうと、衝撃がダイレクトに伝わってしまいます。

その結果、場合によっては椎間板《ついかんばん》に負荷がかかり、潰《つぶ》れたりすることによって腰痛が起きるようになります。これが「腹筋を頑張るとますます腰痛に悩まされる」のからくりです。

ちなみに、たくさんの腹筋運動をして腹直筋を鍛えているボディビルダーは、当然ながらねこ背と腰痛に悩まされている人が多いのです。

話を戻すと、腰痛で受診して、ドクターに「腹筋運動をやりなさい」と言われた人は、**腹直筋を鍛えるのではなく、「腹筋群を鍛えなさい」と言われたのだと理解してください。**

POINT 02

腰痛で、腹直筋ばかりを鍛えてはいけない。

preventing low back pain

太ると腰が痛くなる理由

肥満は腰痛の大きな原因

出産経験のある女性の多くは、妊娠中に腰痛を経験しているはずです。なぜ腰が痛くなるのかは、やはり背骨のS字カーブのしくみを理解すればわかります。

おなかの中の内容物が増えると、その重さに引っ張られるように、**腰椎の湾曲部分が過剰になっていきます。緩やかに前方にカーブしていた腰椎が、急カーブに変形してしまうようなイメージです。**

それによって、腰椎のクッション機能が失われ、靱帯《じんたい》や筋肉に炎症や損傷が生じて腰痛を感じることになるのです。腰椎のカーブが崩れる方向は、腹筋運動をして腰が痛くなるときと逆ですね。

妊娠中は、おなかが大きい状態が続くわけですから、どんなに筋肉を鍛えても、根本的に腰痛を解消するのは不可能です。

でも、出産したら、必ず腰痛は治まってくる場合が多いはずです。これも、S字カーブのしくみを考えれば当然のことです。

妊娠して腰が痛くなるというのは、太って「おなかぽっこり」になると腰が痛くなるというのとまったく同じ原理です。

妊娠中の人が腰痛に対処できないのは仕方がないですが、肥満の人はすぐにでも腰痛対策をとることが可能です。

一つは、すでにお話ししたように、まずは内臓脂肪の量を減らすこと。食べ過ぎに注意すると同時に、有酸素運動をして、摂取カロリーが消費カロリーを下回るようにします。

そのうえで、体幹トレーニングに取り組み、腰を守っているインナーユニットとアウターユニットを強化することで、自分の筋肉でコルセットを装着したような効果が得られます。

POINT 03

インナーユニットとアウターユニットで腰を守る。

preventing low back pain

ストレスが腰痛を引き起こす!?

腰痛の85%は原因不明

肥満や妊娠で腰痛が起きるメカニズムをご紹介しました。腰痛には、これ以外にも内臓疾患によるものや、椎間板の異常による「椎間板ヘルニア」を原因とするものがあります。

しかし、病院で腰痛を訴える人を診断してみると、前述したような原因を明らかに特定できるケースは、15%程度しかないことがわかっています。残りの85%は、原因不明による腰痛を起こしているのです。

なぜ、原因不明の腰痛が起きるのか。そこで考えられるのが精神的な要因、つまりストレスの問題です。

人は過剰なストレスを抱えると、心拍数が高まって血圧が上昇したり、呼吸が浅くなったり、筋肉が緊張したりします。これらが原因で、高血圧・不整脈・心臓病、呼吸不全・喘息《ぜんそく》、下痢などの病気が引き起こされると考えられています。こうしたストレス由来の病気の中に、肩こりや腰痛も位置づけられているのです。

もし、筋肉や骨格が腰痛のすべての原因であるならば、当然、筋力が落ちて骨格も弱くなる高齢者に慢性的な腰痛が起きやすいと推測できます。しかし、慢性的な腰痛を訴える人を調べてみると、圧倒的に40代の女性が多いというデータがあります。しかも、大都市に住む専門職や事務職の女性が腰痛を訴えるケースが多くなっています。つまり、働き盛りの女性がストレスを抱えて腰痛になっていることが疑われるのです。

椎間板ヘルニアに関する、こんな興味深い研究データがあります。

研究の対象となったのは「腰痛があり、画像診断の結果、椎間板ヘルニアと診断された人」46名と、「腰痛がなく、腰痛経験のない健康な人」46名。

後者の46名を画像診断してみると、なんと76％の人が「椎間板ヘルニアである」と診断され、85％の人に椎間板の変形が発見されたのです。

画像診断では、明らかに椎間板ヘルニアや椎間板の変形があるにもかかわらず、なぜ後者の人たちは腰痛を感じていないのか。これも精神的な作用によるものが大きいと考えられています。

向精神薬を使うことも考える

ヘルニアがあっても痛みが出る人と出ない人にわかれるのは、「ドーパミンシステム」という人体のしくみと関係があります。

人の腰に炎症が起きると、痛みが脳に伝わります。脳ではドーパミンが放出されて脳の中央で快感や恐怖などに重要な役割を果たす側坐核《そくざかく》で**「オピオイド」という脳内物質がつくられ、痛みを抑えるシステムが活性されるため、痛みを感じなくなります。**これがドーパミンシステムのメカニズムです。ヘルニアがあっても痛みを感じなくなるのは、こういう理由があったのです。

しかし、ストレスを感じるとオピオイドは減少してしまうので、ドーパミンシステムによって抑えられていた痛みを強く感じるようになります。

逆にいえば、ヘルニアそのものを治さなくても、ストレスを解消すればオピオイドが分泌されて腰痛が抑えられるということです。

このような理由から、日本整形外科学会では、ストレスを原因とする腰痛に対応した腰痛治療法も推奨するようになっています。

これによると、抗炎症薬、鎮痛薬を強く推奨するだけでなく、3カ月以上痛む場合には向精神薬である抗不安薬の投薬を強く推奨していることがわかります。

この指針では、1カ月以上腰が痛む場合は認知行動療法、つまりカウンセリング治療を受けることも強く推奨されています。

ちなみに上記の次に推奨されているのが、腰痛コルセット、抗うつ薬（3カ月以上痛む場合）、温熱療法（3カ月未満の痛み）です。

安静にしていることは「推奨しない」とされています。非活動的な生活になり、家に閉じこもったりすると悪化する懸念があるからです。なお、腰を引っ張る牽引《けんいん》療法やマッサージは「根拠なし」とされています。

一般的には、マッサージや整体など、「推奨しない」とされている療法を選ぶ人が多いのと対照的です。

POINT 04

腰痛が続いたら、大きなストレスがないかチェック。

preventing low back pain

ストレス性のぎっくり腰のとき、安静にしてはいけない

トレーニング中にぎっくり腰に

実は、私自身、ストレスが原因で生まれて初めてのぎっくり腰になったことがあります。

それは、あるチームをサポートするため、海外で合宿を行っていたときのことです。合宿中は、朝7時から夜7時まで練習を続ける選手たちを、ベンチに座って見続けなければなりません。

彼らの動きを見ながら、「今日はどんなトレーニングメニューをしようか」と考えていきます。そうして、練習が終わる夜7時過ぎから、1〜2時間程度のトレーニングが始まるのです。

そんなある日のことです。選手をどうしても勝たせなければならないというプレッシャーを抱え、海外といういつもとは慣れない環境で、いつの間にかストレスが蓄積

していたのでしょう。

選手たちの前で、トレーニングの見本を見せながら、「じゃあ、こんなトレーニングをしてみようか……」とからだを動かしたとき、腰のあたりに急激な痛みを感じました。初めての経験でしたが、どうやらこれがいわゆる「ぎっくり腰」であろうと思いました。ぎっくり腰の経験をお持ちの方は、あの痛みと身動きがとれない状況が容易に想像できるはずです。

しかし、私がここで動けなくなったら、選手はトレーニングができなくなります。「絶対にばれないようにしよう」と思った私は、必死の思いで平静を装い、なんとかごまかしながら指導を続けました。

私の場合、手足もしびれていたわけではありませんでしたから、椎間板のまわりの神経に問題があるのではないと考えられます。状況から考えてぎっくり腰が精神的なものによるのは明らかでした。

ホテルの部屋に戻った私は、できるだけ足を動かし、循環をよくしようと考えました。一度ベッドで横になってしまうと、動けなくなって、翌朝も起き上がることができなくなってしまうと考えたからです。

安静にしないでストレスを発散させる

ストレスが原因のぎっくり腰の場合は、安静にすることは逆効果です。**できるだけ動きを止めないようにして、ストレスを発散するのが解決策といえます。**

私にとってのストレス発散は、ランニングをしたりからだを動かしたりすることにほかなりません。

「絶対に明日までには戻してやろう」

決意した私は、ホテルのトレッドミルで、ごくゆっくりしたペースからランニングをスタートして、徐々にペースを上げていきました。

夜もベッドの上ではできるだけ横にならないようにして、ストレッチをするなどからだを動かし続けました。その日は、一晩中ほとんど寝ずに過ごしていたのを覚えています。結局、翌朝も極力安静にしないようにランニングを行い、とにかくからだを動かし続けることで、2日間のうちに元の状態に戻すことができました。

後になって関係者に事情を話したところ「え！　ぎっくり腰だったの？」「まったく気づかなかった」と驚かれました。

ぎっくり腰が起きたとき、手足のしびれがない、尿が漏れるなどの症状がない場合は、原因の一つとしてストレスの疑いがあります。

世界の腰痛診療ガイドラインでは、腰痛が起きたときに安静が推奨されない理由を発表しています。それによると、

「安静にしていることによって腰痛を悪化させる懸念がある」

「横になってふさぎ込むことで痛みが増す」

「何もしないで横になっていると、意識は痛みにいくばかり」

「痛みというストレスが高まって悪循環になる」

と解説されています。皆さんには、腰痛の原因によって対処法が異なるということを知っておいていただきたいと思います。ただし、整形外科的に大きな問題が起きている場合もあるので、素人判断に頼り過ぎるのではなく、医療機関を受診することをおすすめします。

POINT 05

ぎっくり腰は、安静が禁物のときもある。

preventing low back pain

骨粗しょう症と腰痛の関係

カルシウム不足が腰痛を引き起こす

年をとると、骨の主成分であるカルシウムなどのミネラル分が失われ、骨折を起こしやすくなります。この状態が「骨粗しょう症」です。腰痛の一つの原因として、**骨粗しょう症による腰椎の圧迫骨折という可能性があります。**

骨粗しょう症を予防するには、カルシウムの摂取が大切です。とくに、カルシウム不足に陥りやすいのが女性です。40歳を過ぎた女性は骨量が減り始め、更年期になるとエストロゲンという女性ホルモンの分泌が減少するため、骨量がさらに低下してしまう恐れがあります。

カルシウム不足の人におすすめの食品は、牛乳です。牛乳にはカルシウムが豊富に含まれており、ビタミンも摂取できる優れものです。

コップ1杯の牛乳で約200mgのカルシウムを摂取することができます。1日に必要なカルシウムの量は800mgとされていますから、1日2杯程度飲んでも飲み過ぎということはありません。

牛乳をコップ1杯飲む他、干しエビを大さじ1杯（約570mgのカルシウム量）をミキサーで砕いておき、味噌汁に入れたり、おにぎりの具材として食べたりするのもおすすめです。

牛乳を飲むとおなかがゴロゴロしてしまうという人は、ヨーグルトで代用する方法があります。いずれも、カルシウムを骨に合成するときに必要なビタミンDも摂取できます。

なお、カルシウムという栄養素はとり溜めすることができません。今日はたくさん牛乳を飲んだから、しばらく飲まなくてもOKということではないので、注意してください。

POINT 06

牛乳で骨量低下をストップ。

preventing low back pain

腰を痛めないための日常の動き方

重い物を持ち上げるときの注意点

日常生活の中で、腰に負担をかける動作が「中腰」と「前屈」です。**中腰や前屈の状態で腰を曲げると、上体の重みが加わるため、腰部にも大きなストレスがかかります。**たとえば、低い洗面台で顔を洗うとき、上体を曲げて前屈すると腰には負担がかかります。

このようなときは、膝を軽く曲げて上体をできるだけ曲げないようにしましょう。床に小さな台を置き、片足を置くだけでも腰への負担は緩和されます。

とくに気をつけたいのが、重たい荷物を持ち上げるときの動作です。上体を前傾させて持ち上げると、ぎっくり腰の原因ともなります。中腰の姿勢で持ち上げるのもNGです。

重い荷物を持つときには、両足の真下に荷物が来るような位置に立ちます。次に膝

POINT 07

面倒がらず、膝を曲げて腰にやさしく。

重い荷物を持ち上げるときの動作

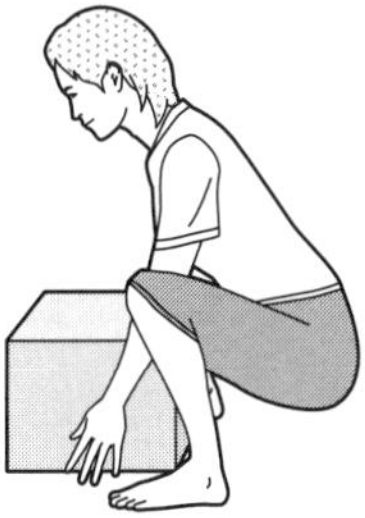

❶ 両足の真下に荷物が来るような位置に立ち、膝を曲げて垂直に腰を下ろす。

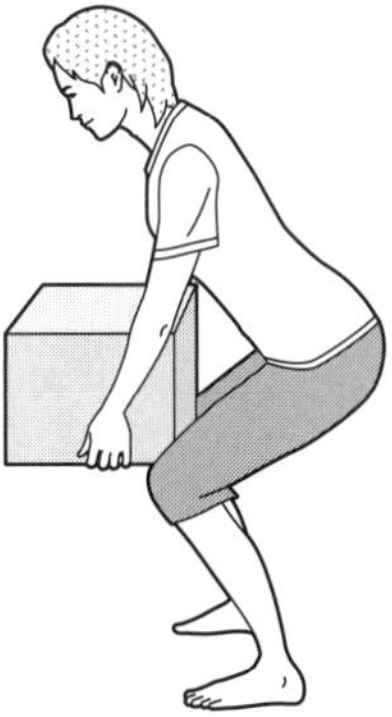

❷ 上体をまっすぐに保ったまま、膝を伸ばしながら脚の力を使って、垂直に持ち上げる。

を曲げて垂直に腰を下ろします。上体をまっすぐに保ったまま、膝を伸ばしながら脚の力を使って、垂直に持ち上げます。もちろん、低筋力の方は、重い荷物を頻繁に扱わないようにするのも腰痛予防の基本です。

preventing low back pain

ソファに座り続けると、腰は痛くなる

ナチュラルカーブをキープする座り方

腰痛になるのは、腰椎が本来のナチュラルカーブを失うことが原因であるとお話ししました。

とくに、デスクワークなどで長時間座っていると腰が痛くなってくるという人は、座り方が悪いために、腰椎のナチュラルカーブを崩している疑いがあります。

では、腰痛を予防するためにどのように座ればよいのでしょうか。

まず大切なのは、坐骨《ざこつ》を意識して座ることです。両方のお尻と脚の境目を押すと左右にぽこっとした骨があるのがわかります。これが、骨盤の一番底に位置する坐骨です。**座るときには、坐骨に体重を乗せるようにして坐骨に座面をつけるようにしてみましょう。**

疲れているときは背中も丸まり、仙骨《せんこつ》を座面につけて座りがちです。仙骨とは、骨盤の中心にあり背骨を支えている骨です。お尻の割れ目の少し上を触るとごつごつした骨があるのがわかります。これが仙骨です。

仙骨が座面についていているときは、骨盤が後ろに傾いている証拠です。この座り方を続けていると、腰椎のカーブも崩れるので当然腰痛の原因ともなります。

仕事で長時間座る必要がある人は、椅子選びも大きなポイントです。

オフィスによっては、人間工学に基づいてデザインされた椅子を使っているところもあります。こうした椅子は、腰への負担も少なく長時間座っても疲れにくいのが「売り」となっています。

しかし、私はこうした椅子の使用には賛同しかねます。たしかに、腰椎のカーブを崩さず、過剰な負担がかからないように設計されているのですが、それに頼りきってしまうところに問題があります。**正しい腰椎のカーブを維持するための筋肉が衰えてしまい、必要な筋力を保てなくなります。**

これは、腰痛の際、コルセットに頼り過ぎていると、腰まわりの筋肉が衰えてしまうのとよく似ています。

椅子もコルセットも、からだがラクだからといって頼り過ぎないように注意してください。オフィスでは、普通の椅子に座り、きちんと左右の坐骨がついているかをときどきチェックしてみましょう。

椅子に座るときに、バランスボールミニ（直径約20〜25㎝の小さなバランスボール。スモールボールともいいます）を背もたれと腰の間にはさむのもおすすめです。

自然と骨盤が起きて、腰椎のナチュラルカーブを維持したり、取り戻したりすることができます。慣れないうちは普段使っていない筋肉を使うので、疲労感や筋肉痛を感じることがあります。そのようなときは、一度ボールを外して座り、時間をおいてから再び試してみてください。

やわらかいソファに要注意

やわらかいソファに長時間座る習慣を持っている人も、腰痛になりやすい傾向があります。やわらかいソファに腰を下ろすと、重みによって腰が沈み込みます。必然的に背中と腰が丸くなり、仙骨で座ってしまいがちです。

この状態で食事などをすると、上体をかがませることにもなるので、腰にかかる負担はますます大きくなります。

ソファに長時間座って映画を観ていたら、腰が痛くなったというのは、人体のしくみを考えると非常に理にかなっているのです。

ソファに座ってリラックスした時間を過ごすことまで、否定はしません。「1日の終わりにソファに座ってテレビを観るのが好き」という人は、ソファで過ごす時間は大切なストレス解消の時間といえます。

ソファを使うのをやめるのではなく、「坐骨で座ることを意識する」「座る時間の限度を決める」などの工夫をしてみましょう。あるいは、ソファには座らずに横になって過ごすという方法もあります。横になれば、椎間板への負担は軽減しますので、腰痛予防にもなります。

理想をいえば、ソファを購入するときにやわらかい素材のものではなく、硬いものを選ぶとよいでしょう。

POINT 08

坐骨で座る。

preventing low back pain

腰痛を引き寄せる「ヒール腰」

ハイヒールでスタイルもよくなる?

女性が高いヒールの靴を履くと、お尻がキュッと上がり、脚も美しくて、背すじが伸びているように見えます。おしゃれのためにハイヒールを愛用している人もいれば、仕事上のみだしなみとしてハイヒールを着用している人もいることでしょう。

「ヒールの高い靴を履くと背すじが伸びてスタイルがよくなる」というのは、背骨が理想的なナチュラルカーブを描けているという意味ではありません。むしろ、**腰椎が大きく前にカーブ(前湾)して、腰を反っている状態(反り腰)になっています。**

これは、よく考えれば簡単な理屈です。

まっすぐに立っていた人が、ヒールの高い靴を履くと、かかとだけが持ち上げられることになりますので、からだは自然と前方に傾きます。

しかし、ハイヒールを履いている人を見たときに、「からだが前傾している」と思うことはほとんどないはずです。なぜかというと、ハイヒールを履いている人は、無理にからだをまっすぐに起こして強制的に姿勢をつくっているからです。これが反り腰状態になっているという意味です。つまり、ハイヒールを着用する機会が多い女性は腰痛になりやすいということです。

さらに、ハイヒールを着用して反り腰状態になると、おなかが出やすいというデメリットもあります。

モデルの多くが極端に小食なのは、反り腰の姿勢を維持しながらおなかが出ないようにする努力が必要だからといえます。

もちろん、どうしてもハイヒールを履きたい（履かざるを得ない）場面があるというのはわかります。ハイヒールを履くことがあってもよいのですが、からだに負担をかける靴であるのを十分に理解したうえで、腰痛のある方はできるだけ着用する時間を短くするように意識しましょう。

徒歩で移動するときはフラットで歩きやすい靴を履いて、必要なときに持参したハイヒールを履くなどの使い分けをするのがおすすめです。それだけでも腰痛が緩和されたという人は、たくさんいます。

ハイヒールとの上手なつき合い方を見つけたうえで、腹横筋をはじめとしたインナーユニットを鍛えるようにしましょう。**おなかまわりに筋肉のコルセットをつけるのと同じ効果がありますから、おなかを引き締めることが可能です。**

正しい靴の選び方

ハイヒールに関連して、靴の選び方についても触れておきたいと思います。せっかく体幹を鍛えても、膝や足を痛めたり下半身の筋肉が衰えたりしたら、思うように歩くこともできなくなります。

まずは、とにかく歩きやすい靴を選ぶのが基本です。歩きやすい靴を履くと、長時間歩くのが苦にならなくなります。いつもはバスに頼っていたような距離も歩こうと思えるかもしれません。こうした日常的な運動の積み重ねが、消費カロリーを増やすことにもつながります。

店頭で靴を選ぶときには必ず試し履きをして、足に合うかどうかだけでなく、歩きやすいかどうかもチェックしてください。

ソールが分厚い靴や、堅いソールが張ってある靴は長時間歩くのは不向きです。かかとが上がるのと靴がついてくるタイミングがずれて隙間ができてしまうと、足が疲れやすくなってしまいます。

ハイヒールを履くと反り腰に

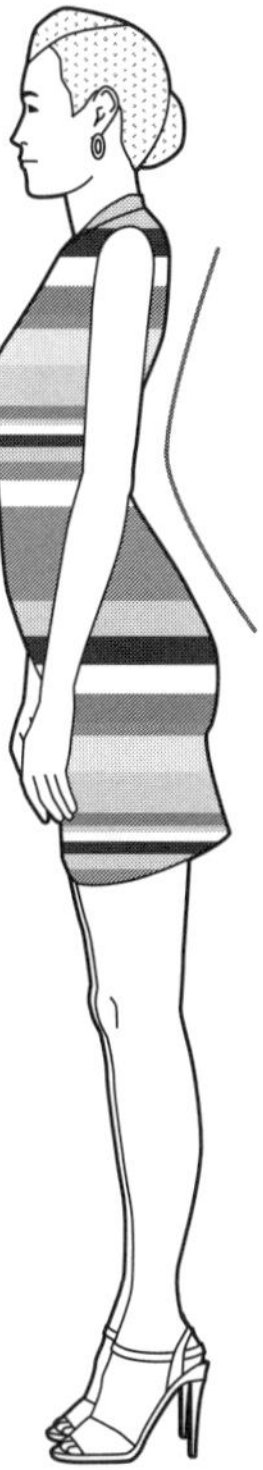

ヒールが高いほど、足先に重心がかかりやすくなり、腰に相当の負担をかけてしまう。

POINT 09

「歩きやすい靴」が基本。

preventing low back pain

マッサージ——時間が経つと筋肉は再び緊張する

マッサージには「手当て」効果がある

読者の皆さんの中には、腰痛解消のためにマッサージに通っているという人もいることでしょう。マッサージに行くと、筋肉の緊張がほぐされます。施術を受けた後は、からだがラクになったり、腰の痛みがやわらいだりします。

病気の治療行為を「手当てする」と表現しますが、これはもともと文字どおり「手を当てる」行為に由来しています。

たしかに、人の手には何らかの力があるかもしれません。科学的な根拠はともあれ、人の手をからだに当ててもらうと、ぬくもりを感じ、安心したり心が落ち着いたりする人もいるでしょう。だからこそ、古来、人は手当てを治療行為として認めてきたのでしょう。

マッサージにはこうした手当ての効果があるといえます。私自身も月に1回程度、マッサージを利用する機会があります。マッサージを受けて「手当て」をしてもらうのは気持ちがよく、多忙な日常の中での大切なリラックスタイムとなっています。施術後は、気持ちもリフレッシュして、からだも軽くなったように感じます。

腰痛の原因の一つにストレスがあると、お話ししました。マッサージを受けるとリラックスできてストレスが解消されるのなら、有効な治療法として活用する価値はあります。

ただし、**マッサージを受けて筋肉の緊張がほぐれても、時間が経てば筋肉は再び緊張します。**腰痛を起こしにくいからだをつくるのであれば、やはり腹横筋などのコアユニットを鍛えておくことが大切です。

腹横筋を鍛えて、肉体のコルセットを装着すれば、その効果は筋肉がある限り続きます。体幹トレーニングを行ったうえで、ストレス解消のためにマッサージを利用するのがおすすめです。

POINT 10

筋力アップ＋マッサージが効果的。

preventing low back pain

腰痛を防ぐ最適なマット選び

低反発か高反発か

腰痛に悩んでいる人は、最適な寝具について頭を悩ませることがあるのではないでしょうか。

とくに、寝起きに腰の痛みを感じやすい人は、毎日使っている寝具に原因があると考えているようです。1日のうち、決して短くない時間をベッドで過ごすことを考えると、寝具の選択がコンディションを左右するという意見には説得力がありそうです。

私自身は、寝具の影響は限定的なものだと考えています。たとえば、コアユニットが弱っていたり、筋肉の柔軟性が失われていたりするケースは、寝具以前の問題です。まずは、腹横筋など筋肉を鍛えることを優先すべきでしょう。

また、腰痛の原因にはストレスもあるとお話ししました。ストレスによって腰痛が起きているなら、ストレスの解消を図るのが正しい対処法です。

ただし、誰しもマットレスの相性を感じた経験はあるはずです。「このベッドで寝ると気持ちいい」という感覚的な効果にも、無視できないものがあります。自分に合うベッドを使えば、筋肉の緊張状態もほぐれますから、寝具を探して損はないと思います。

では、具体的にどのように寝具を選んだらよいのか。このとき大きな論争となるのが、マットレスは低反発がいいのか、高反発がいいのかという問題です。

試しにちょっとインターネットで検索するだけでも、「腰痛には絶対に高反発」という主張と、「低反発で腰痛がラクになった」という正反対の意見がたくさんヒットします。

意見がわかれるのは、当然といえば当然です。**よいマットレスはその人の筋肉のつき方や、筋肉量、骨格の状態などによって異なります**。だから、同じマットレスを使っても「最高に気持ちいい」という人と「私には合わない」という人が出てくるのが自然なのです。

実際、私の周りには硬いマットレスにしたら腰痛が解消したという人だけでなく、逆に腰痛になったという人もいます。

私からアドバイスするならば、高反発のほうが合っている人は高反発のマットレスを、低反発のほうが合っている人は低反発のマットレスを選ぶべきです。

「長時間使うものだし、腰痛に効くのなら多少の投資は惜しまない」

「せっかく投資するのだから、こだわって選びたい」

そう思う気持ちは、わからないでもありません。しかし、低価格のマットレスでも寝心地がよければ、それが最適なマットレスです。テレビCMで注目されているから、有名なアスリートが評価しているからといって、すぐに飛びつこうとせず、自分にとってベストの寝具を見つけるようにしてください。

寝具を選ぶにあたっては、実際に試してみるのが一番です。寝具店のショールームなどで実際にベッドに横たわり、寝心地を体験してみるのもよいでしょう。ただし、本当に自分に合っているのかどうかは、ひと晩使ってみないとわからないという問題があります。

そこで、おすすめなのがホテルに宿泊したチャンスに寝具をチェックするという方法です。一晩使ってマットレスがピッタリくると感じたら、ホテルマンに販売元を尋ねてみればいいのです。

睡眠時間も人それぞれ

自分に合う寝具が見つかったとして、睡眠時間はどの程度確保すればよいのでしょう。実は、これにも絶対的な正解はありません。4～5時間の睡眠で十分という人もいれば、8時間以上の睡眠が必要な人もいます。

また、十分な睡眠をとっても眠りの質が悪ければ、疲労回復も望めなくなります。脂肪分の多い夕食や就寝前の激しい運動は、睡眠の質を低下させる心配があります。毎日の晩酌の量が多い人や、いわゆる寝酒の習慣がある人も要注意です。アルコールを摂取するとどうしても睡眠が浅くなってしまい、慢性的な疲労を抱えることになります。

適度な運動をしたうえで、質のよい睡眠を十分にとれば、結果的に腰痛の解消につながるということはいえそうです。

POINT 11

自分にぴったりのマットレスは、筋肉や骨格で選ぶ。

COLUMN no.4

子どもと体幹トレ

子どものうちから体幹トレーニングを始めるのは、よいことだと思います。

子どものからだは、骨が十分に形成されていません。筋肉を強く伸ばしたり引っ張ったりすると、どうしても骨に負担がかかってしまいます。

それを考えると、アウターユニットを鍛えるよりも、インナーユニットを鍛えるほうが、無理なく子どもも取り組むことができるといえそうです。

ただし、子どもは反射を使ってすばやく運動する能力や複雑な動作取得に優れているという特徴を持っています。そうした能力を磨くことも、念頭に置く必要があります。

ボールにすばやく反応させたり、映像などから動作を真似させるといった機会をつくることも大切です。

また、なんらかの種目の競技に取り組んでいる場合は、その競技の基本動作をていねいに身につけさせる重要な時期です。

これらをおろそかにして、体幹トレーニングに集中するのは本末転倒といえるでしょう。

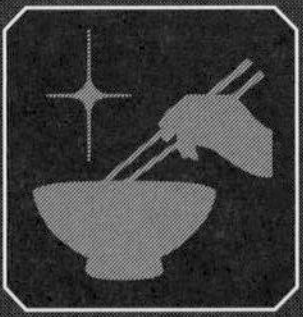

PART 5

meals

体幹を
パワーアップさせる「食」

カロリーを自然にコントロールできる「1日14品目法」

1日に1品目ずつ食べる

これまでお伝えしてきたように、体幹トレーニングをしても、摂取するカロリーが消費するカロリーを上回っている限り、ぽっこりおなかを解消するのは不可能です。蓄積されてしまった体脂肪を減らすには、トレーニングだけでなく、カロリーコントロールが欠かせません。

しかし、すでに何度もダイエットに失敗している人は、カロリーコントロールを継続するには工夫が必要です。

この章では、健康的にカロリーコントロールする方法をいくつかご紹介します。ぜひ、「自分にもできそう」と思える方法を試してみてください。

まずご紹介するのは、「1日14品目法」という方法です。その名のとおり、**1日14品目をとるという食事法です。**

14品目とは、穀類、豆・豆製品、魚介類、肉類、牛乳・乳製品、卵、果物、海藻類、キノコ類、イモ類、緑黄色野菜、淡色野菜、油類、嗜好品です。

ルールとしては、1日の中で、これらの食品を1品目ずつ（1回のみ）とっていきます。ただし、ご飯やパンなど穀類は1回のみに限定しなくてもよしとします（もちろん食べ過ぎには要注意です）。

たとえば、朝食にパンと目玉焼き、牛乳、リンゴを口にしたとしましょう。この場合、穀類と卵、乳製品、果物の4品目をとったことになります。この時点で、残りは10品目です。

昼食時には、定食屋さんで焼き魚定食を食べました。定食の内容は、ご飯、焼き魚、キャベツのサラダ、ドレッシング、わかめの味噌汁。穀類、魚介類、淡色野菜、油類、海藻類で4品目をクリアしたことになります。残りは6品目ですね。

夕食には冷や奴とビール、肉ジャガ、キノコのマリネを食べました。これで、豆・豆製品、嗜好品、肉類、イモ類、緑黄色野菜（肉ジャガに入っているニンジン）、キノコ類の6品目を達成しました。

食生活のバランスを意識できる

1日14品目法では、1日の中で1回摂取した食品は2回とることはできません。お昼にトンカツや牛丼などを食べてしまったら、夜に肉料理は控えなければなりません。そうやってルールを守っているだけでも、自然と摂取カロリーを抑えることができます。

また、今まで食事のバランスをほとんど意識しなかった人にとっては、食事のバランスを考えるよいきっかけになるでしょう。

「朝食にコーヒーとチョコレートしか口にしていなかった」

「昼食はコンビニで買った菓子パンで済ませていた」

などという人は、1食で摂取する品目が少ないので、いろいろな食品を口にするために食事のメニューを変えるはずです。

これまで朝食をとる習慣がなかった人も、3食でまんべんなく5品目を目安に摂取したほうがいいと気づく機会になるでしょう。

さらに外食が多い人は、今食べたいメニューよりも、とらなければいけない食品か

POINT 01

「ジャンル」分けで食べると、いろいろ食べられる。

1日14品目

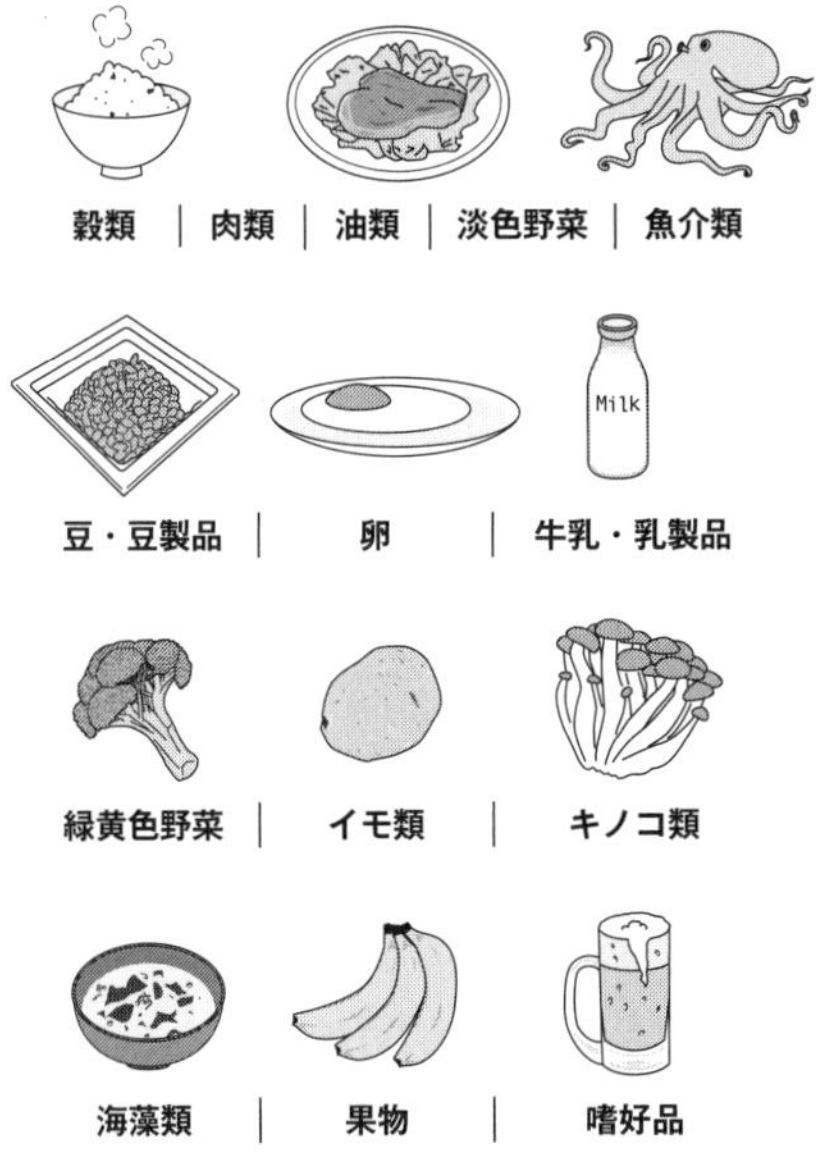
穀類
肉類
油類
淡色野菜
魚介類
豆・豆製品
卵
Milk
牛乳・乳製品
緑黄色野菜
イモ類
キノコ類
海藻類
果物
嗜好品

らメニューを選ぶようになります。

これを機に、自炊する機会を増やすのもよいかもしれません。たくさんの食材を使って、上手に1日14品目を達成するには工夫が必要です。ゲーム感覚でチャレンジしてみてはいかがでしょうか。

meals

「1日14品目法」のポイントはバランス

油類には要注意

「1日14品目法」を実践していくうえで、注意点がいくつかあります。

まずは油類のとり方です。油類には、ドレッシングやマヨネーズ、揚げ物、バター、オリーブオイルなどがあります。

たとえば昼食に揚げ物などを食べたら、夕食ではサラダにドレッシングやマヨネーズは使えなくなります。とくに、何にでもマヨネーズをつけて食べるような習慣を持っている人は明らかに油類のとり過ぎです。

サラダ油やオリーブオイルなども、あまり自覚しないまま摂取しがちな油類です。

調味油は1gあたり9kcalと、高カロリーな食材です。昼食にサラダ油で野菜炒めを作ったら、夕食は油を使わない蒸し料理をするなどの工夫が必要です。

クッキーやケーキにはバターがふんだんに使われているものもありますし、外食にもバターや調味油がたっぷり使われています。口にする前に、どのように調理されているかを想像してみましょう。

次に嗜好品です。14品目の中に嗜好品が入っているのを意外に感じる人がいるかもしれません。嗜好品には、アルコールやお菓子類などが相当します。お酒を1日2回以上飲んだり、お菓子類を毎食後食べたりすると、カロリーオーバーになります。とはいえ、1日に少量であれば、ストレス軽減の観点からも摂取するのはかまいません。コーヒーや紅茶などは、一般的には嗜好品と呼ばれていますが、ノンシュガー、ノンミルクなら、ほとんどカロリーがないので、カウントしなくてもかまいません。

品目はケースバイケースでカウントする

1日14品目法をご紹介すると、ときどき「キノコとか海藻などは、あまり食べることがないので14品目を達成するのは難しいです」と言われることがあります。

しかし、意識すれば外食メニューでもキノコや海藻を使ったメニューはたくさんあります。料理が上手な人に、おすすめのレシピを教えてもらって試してみるのもよいと思います。

そして、これもよくあるのが、「ざるそばを注文したら、刻みのりと薬味のネギがついてきたのですが、これも海藻類、淡色野菜としてそれぞれカウントすべきでしょうか」という質問です。

これは、ケースバイケースで考えてよいと思います。口にしたのが少量であれば、栄養上の影響は限定的です。あえてカウントしない判断はＯＫです。

逆に、ときには薬味程度でもカウントしてしまって大丈夫です。もちろん栄養素としての量は足りないでしょうが、毎日薬味だけで野菜として補給しているわけではないはずです。野菜が少なかったら、翌日、意識して摂取し、バランスをとればよいのです。

１日14品目法は、決して厳密さを求めるものではありません。目的は、あくまでも**偏った食生活をバランスのよいものにして、食べ過ぎを抑えることにあります**。ですから、柔軟な意識で取り組むことをおすすめします。

POINT 02

油には厳しく。カウントはラフに。

1日14品目の食材例

穀類	白米、玄米、パン、餅、パスタ、うどん、そば、中華麺、そうめん　など
肉類	牛肉、鶏肉、豚肉、ソーセージ、ハム　など
魚介類	魚、イカ、タコ、エビ、カキ、シジミ、クラゲ　など
豆・豆製品	インゲン、大豆、きなこ、エンドウ、豆腐、納豆、豆乳、厚揚げ　など
卵	生卵、卵焼き、ピータン、卵豆腐、卵白　など
牛乳・乳製品	牛乳、チーズ、ヨーグルト　など
緑黄色野菜	トマト、パプリカ、ピーマン、ニンジン、ブロッコリー　など
淡色野菜	白菜、レタス、タマネギ、カブ、大根　など
キノコ類	シメジ、マイタケ、ナメコ、シイタケ　など
イモ類	ジャガイモ、サツマイモ、コンニャク、山芋　など
海藻類	わかめ、のり、ひじき　など
果物	オレンジ、バナナ、キウイ、グレープフルーツ、リンゴ　など
油類	ドレッシング、揚げ物、オリーブオイル、バター　など
嗜好品	アルコール、チョコレート、ケーキ、クッキー　など

meals

ステップ1「穀類3点式」さらに簡単にコントロールできる

ステップ1でカロリーを抑える

「1日14品目法」は、トレーナーとして自信を持っておすすめする方法です。私自身、基本的に毎日14品目の食品を摂取するように心がけています。

しかし、私が指導した人の中には、14品目法に挫折《ざせつ》してしまったという人もいます。14品目をとらなければいけないというのを、プレッシャーに感じてしまうようです。

かつて旧厚生省が「1日30品目を食べましょう」と提唱していた時代からすれば、14品目は十分にお手軽な方法だと思うのですが……。ともあれ、ここでは次善の策として、摂取カロリーを抑えるシンプルな4つの方法をご紹介しましょう。

まずは、「ステップ1　摂取カロリーを抑えるための『穀類3点式』」です。

穀類は、まったくとらないのも、とり過ぎるのも問題です。では、摂取カロリーを抑えるためには、どの程度穀類を摂取すればよいのでしょうか。

その目安を示すのが、「穀類3点式」という考え方です。簡単にいうと、茶碗1杯のご飯を「1点」と点数換算して、「1日3点までしかとってはいけない」というルールの食事法です。

「茶碗1杯のご飯」の量を、40～70g程度にします。男性と女性、子どもとお年寄りとでは必要摂取カロリーも異なりますから、1杯40～70g程度と幅を持たせています。

朝昼晩で1杯ずつ食べるのでも、1食で3杯食べるのでも、とにかく**上限は3点です**。3点に達したら、もう4杯目は食べることができません。

できれば、朝昼晩でバランスよく食べたいところですが、3点以内というルールさえ守ればよしとします。白米だけでなく、玄米も茶碗1杯（40～70g）を1点と計算します。

計算がラクだから続けられる

穀類は、白米や玄米以外にもたくさんあります。うどんやそば、ラーメン、パスタ、パンなどを、私たちは日常的に食べています。これも点数に加算する必要があります。

基本的にすべての穀類は1杯、1人前で計算します。ざるそばは1枚1点、素うどんは1杯1点という具合です。穀類の内容と点数換算については、左ページの表を参照してください。

たとえば、朝食で白米をお茶碗1杯食べます（1点）。昼食にはざるそばを1枚食べます（1点）。夕食は、お寿司を1人前食べます（1点）。これで3点を食べたことになります。

さて、パスタと食パンは1人前（1枚）につき、1・5点と計算しますから、少し注意が必要です。たとえば朝食に食パンを1枚食べます（1・5点）。昼食にパスタを食べました（1・5点）。この時点で3点に達してしまいますから、夕食には穀類を摂取できなくなります。

もっと注意が必要なのが、丼物などカロリーが高いものです。カツ丼や親子丼は、ご飯の量が多いので、1杯2点として計算します。ラーメンやカレーも、同じく2点です。

たとえば、朝食に食パンを食べ（1・5点）、昼食にカツ丼を食べたら、その時点で3・5点になってしまうのでアウトです。とくに男性は、おそばやさんなどで、ざるそばとカツ丼などを一緒に食べてしまうことがあります。これだけですでに3点です

POINT 03

ラーメンを食べたいときは、穀類を1食抜く。

ステップ1 穀類3点式

1点	白米…茶碗1杯（40～70g） 玄米…茶碗1杯（40～70g） うどん、そば、寿司…1人前
1.5点	パスタ…1人前 食パン…1枚
2点	丼もの…1人前 ラーメン…1杯 カレー…1杯

茶碗1杯分のご飯を1点をベースとして換算し、1日3点までを上限とします。

から、もう穀類は口にできなくなります。

なお、ランチ時に、そばと小どんぶりなどがセットになっているメニューもありますが、この小どんぶりは適宜1・5点などと計算してください。お茶碗2分の1のご飯を0・5点として調整する方法もよいでしょう。

穀類3点式では、ラーメンやカツ丼などを決して食べてはいけないというわけではありません。どうしてもラーメンが食べたかったら、あとの2食で穀類を減らすというルールを守ればよいのです。

meals

ステップ2

筋肉をつくるための「たんぱく質3点式」カロリーを抑えながら

たんぱく質を3つに分類

2番目のステップは、たんぱく質の摂取法です。ここではたんぱく質を、次の3つに分類して考えます。

①牛・豚・鶏肉
②魚
③卵2個・乳製品

この3類をきちんと食べることで、良質なたんぱく質を摂取できます。ルールとしては、①と②は1日1回のみ食べます。①は牛肉、豚肉、鶏肉のいずれか1種類を1回とカウントします。

たとえば、朝食にベーコンを食べたら、昼食以降には肉類を食べることができなくなります。ですから、1日の中で、どの肉をどのタイミングで食べるのかを計画的に考える必要があります。

そう考えると、朝食にハムエッグを食べてしまったら、ちょっともったいないような気がします。①の豚肉と、③の卵を同時にクリアしてしまうため、昼食以降の献立に制約が生まれるからです。

なお、肉と魚は別に分けていますが、魚を1日2回食べるのもNGです。朝食にあじの開きを食べたら、昼食時に刺身定食を食べることはできません。

③のうち、卵2個については、1個ずつ2食に分けて食べることも可能です。乳製品については、厳格な量の制限は設けていません。むしろ乳製品は、不足しがちなカルシウムもしっかりとれるので、忘れずにとりましょう。

たとえば、朝食時に牛乳を飲んで、夕食時にヨーグルトを食べるのもいいでしょう。ただし、「牛乳1ℓ」のように過剰にとるのは問題があります。常識的な範囲の中でとるようにしてください。

POINT 04

肉と魚は、1日1回ずつ。

ステップ3 満腹感を得るための「ミネラル・食物繊維3点式」

カロリーを抑えるとっておきの食品

ステップ1で炭水化物の穀類の摂取量を抑え、ステップ2でたんぱく質を制限しましたから、これではおなかが満たされないという人もいるはずです。

そこで、とり方を考えたいのが、次の3つの食品です。

①キノコ類
②海藻類
③イモ類

このうち、①キノコ類と②海藻類については、摂取量に制限はありません。これらの食品にはミネラルと食物繊維が豊富に含まれていて、カロリーも抑えられますから一石二鳥です。

ただし、キノコの場合は、調理の仕方によってはカロリーを多くとってしまう可能性があります。キノコのバターソテーを食べたら、次はキノコのスープを作るなどの工夫をしてみましょう。

③イモ類は、ジャガイモ1個やサツマイモ1本を食べるだけでも満腹感があると思います。穀類やたんぱく質の摂取を抑えつつ、イモ類を1日1回食べる習慣をつけると、空腹感は満たされるでしょう。

「イモ類といっても、結局、炭水化物だから太るのではないですか」という質問を受けることがあります。

しかし、イモ類には脂肪分がほとんど含まれていないのが魅力といえます。とくにジャガイモなどは、加熱しても壊れないビタミンCが含まれているなどのメリットがあります。

ただし、イモ類を1日3個も4個も食べると、当然カロリーオーバーになりますので、注意してください。

POINT 05

キノコと海藻は好きなだけたっぷり。

ステップ4 効率よくビタミンをとるための「野菜の選び方2点式」

野菜だけでは不十分

野菜は健康によいからという理由で、野菜をたくさん食べている人がいます。なかには、肉や魚などはほとんど口にせずに、菜食主義で通している人もいます。

たしかに、野菜を食べてビタミン、ミネラル、食物繊維を摂取することは重要です。しかし、どんな食品であっても、それだけ食べ続けていると栄養のバランスが崩れ、かえって太りやすくなったり、健康を害してしまったりする危険性があります。

野菜にはたんぱく質がほとんど含まれないため、せっかく運動をしても筋肉量を増やすことができません。健康なからだをつくるためには、たんぱく質、脂質、糖質の三大栄養素をバランスよく摂取する必要があります。

また、ビタミン、ミネラルの補給という点からいえば、野菜以外にも海藻類や果物から十分にとることができます。

つまり、野菜「が」重要な食品ということではなく、野菜「も」重要な食品ということです。

では、実際に野菜をどのように食べればよいのでしょうか。ここでは、以下の2つのルールに従います。

①淡色野菜よりも緑黄色野菜をとるようにする

②色の濃い野菜をとるようにする

ここでは野菜を2種類に分けます。淡色野菜と緑黄色野菜です。淡色野菜はレタス、キュウリ、白菜、大根、キャベツなどの色の薄い野菜。緑黄色野菜はトマト、ピーマン、ブロッコリー、ホウレンソウなどの色の濃い野菜です。

野菜は、淡色野菜よりも緑黄色野菜のほうが比較的ビタミンの栄養価は高いので、緑黄色野菜を優先的に食べるようにします。

なお、野菜そのものにもカロリーがありますし、サラダを食べるときにドレッシングをかけたり、調理するときに調理油などを使ったりもするので、やはり食べ過ぎるとカロリーの過剰摂取につながります。適量を意識するようにしてください。

野菜ジュースではビタミンC不足に

また、野菜に含まれるビタミンCに着目しても、色の濃い野菜のほうが多いことがわかっています。そのため、色の濃い野菜をとることをおすすめしています。

たとえば、赤ピーマンや黄ピーマンなどはビタミンCの宝庫といえます。一般的にレモンにはビタミンCが多く含まれているといわれ、実際に100gあたり100㎎のビタミンCを含みます。しかし、レモンを100g食べるのは難しいでしょう。これに対して、赤ピーマンは100gあたり170㎎、ブロッコリーは120㎎含んでいます。キャベツを食べるときも、ふつうのキャベツよりもレッドキャベツのほうがより多くのビタミンCを摂取できます。

ビタミンCは過剰に摂取しても体内に蓄積されないので、比較的問題がないとされています。しかし、過去の研究報告から「筋肉量の低下、吐き気、下痢、腹痛」が起きたとするものもあります。成人の場合、1日あたり100㎎を目安にとるとよいでしょう。

ところで、野菜の摂取については「野菜ジュースではダメですか?」という質問がよくあります。

スーパーやコンビニで売っているパックの野菜ジュースについていえば、ほとんど栄養価はないと考えるべきです。そもそも、野菜は加工してから時間が経つと、ビタミンが失われてしまいます。パックに入った商品は、流通の段階で時間経過や熱の影響を受けてビタミンCが破壊されているおそれがあります。毎日飲んでいるからといって、決して健康的とはいえないのです。

やはりスーパーなどで加工食材として販売されているパックのサラダなども、同様です。加工してから何時間も経ってから口に入れることになりますから、栄養価は低いとみるのが妥当です。

野菜をとるときには、できるだけ加工しないで食べるのがポイント。野菜ジュースを飲むのであれば、自宅でカットしたばかりのものをミキサーにかけて、すぐに飲むのがベストです。

POINT 06

色の濃い新鮮な野菜でビタミンをとる。

meals

体幹を鍛えるにはプロテインが必要？

3食の中で補える

筋力トレーニングをするにあたって、サプリメントとしてプロテイン（たんぱく質）を摂取すべきか悩むという人の話を聞きます。

結論からいうと、とくにプロテインを摂取する必要はありません。理由を説明するために、筋肉とたんぱく質の関係から解説しましょう。

プロテインはたんぱく質の英訳であり、人の筋肉や内臓、髪の毛、爪、皮膚、血液や骨などをつくる材料です。

私たちが筋トレをすると、筋肉が損傷します。損傷した筋肉を修復するためにたんぱく質が使われ、筋肉量は増えていきます。これが、トレーニングをして筋肉量を増やすしくみです。

損傷した筋肉を修復するためのたんぱく質が足りない場合は、サプリメントとして摂取する必要があるかもしれません。しかし、私たちは普段の食生活の中でたんぱく質を摂取しています。食事の中で、必要なたんぱく質を確保できているのであれば、あえてプロテインを摂取しなくてもよいと結論づけられます。

和食中心の日本人の一般的な食事をとると、1食あたり約20gのたんぱく質を摂取できると考えられます。

1日3食とすれば約60gです。軽い筋肉痛が出る程度の運動の範囲内であれば、これだけの量で十分です（個人差があるのであくまでも目安として考えてください）。むしろたんぱく質のとり過ぎは、カロリーオーバーにつながります。体脂肪を増やしかねないので注意してください。

体幹トレーニングに限っていうと、脚や胸などの筋肉と比較して、インナーマッスルは筋肉量自体が多いわけではありません。

プロテインに頼らなくても、食事でたんぱく質は十分にまかなえるはずです。**プロテインを摂取したからといって、体幹に画期的に筋肉がつくという効果は期待できません。**まずは3食の中で、バランスのよい食生活を心がけましょう。

体内でつくれないアミノ酸スコア100をとる

食事をするときは、できるだけ良質なたんぱく質をとるようにしましょう。良質なたんぱく質というのは、アミノ酸スコア100の食品であるということです。アミノ酸スコア100とは、すべてのアミノ酸が最低限以上含まれていて体内への吸収率も高い食品を指します。

たんぱく質は約20種類のアミノ酸から構成されます。このうち9種類は体内でつくることができないので、食品から摂取する必要があります。これを必須アミノ酸といいます。必須アミノ酸には、イソロイシン、ロイシン、バリン、リジン、トリプトファン、スレオニン、メチオニン、フェニルアラニン、ヒスチジンがあります。なかでもロイシンは、骨格筋のたんぱく質の合成に有力だとされています。**ロイシンを摂取すれば、筋肉をつくることにつながるということです。**

さて、ある食品を摂取するとき、ほかのアミノ酸は100含まれていても、あるアミノ酸だけ40しか含まれていないと、人体は40しかアミノ酸を吸収できないという問題があります。だからこそ、アミノ酸スコア100の食品が重要になるわけです。

アミノ酸スコア100の食品には、鶏胸肉、鶏ササミ、豚ロース、卵、まぐろの赤身、ツナなどがあります。卵は、ビタミンC以外のほぼすべての栄養素が含まれている完全食品ですので、毎日食べるとよいでしょう。

卵黄はコレステロール値が高いので、1日2個以上食べるのはよくないという説もありますが、あまり気にしなくていいでしょう。卵にはコレステロールの上昇を抑えるレシチンという物質が含まれているためです。

また、牛乳はアミノ酸スコア100でありながら、カルシウムとビタミンを含んでいます。1日1杯を目安に飲むとよいでしょう。

最近では、カフェでもカフェラテとソイラテを提供するところが増えてきました。豆乳は牛乳に比べて低カロリーですが、カルシウム量は牛乳のほうにたくさん含まれています。両者のアミノ酸バランスは違いますので、2つを飲み分けて、摂取するたんぱく質のバランスをとるのもよいと思います。

POINT 07

たんぱく質は食事でまかなう。

meals

ダイエットのためには、糖質をカットすべき？

糖質の極端なカットは禁物

摂取カロリーを減らしながら、消費カロリーを増やすには、当然ご飯やパンの食べ過ぎに注意を払う必要があります。しかし、人間がご飯やパンを主食としていたのには、れっきとした理由があります。とくに白米は高たんぱくで、脳のエネルギーとなる糖質の宝庫です。極端な糖質カットを行うと、集中力が維持できなくなるほどの低血糖を起こしたり、筋肉量を減らしたりすることにもつながるのです。

糖質が不足している人は、たとえ体重の減量に成功していたとしても、引き締まらず、げっそりとしています。顔に活力がなく、脳に栄養素が行き届いていないのでボーッとしていて、お世辞にも健康的とはいえなくなってしまいます。

人は食事から糖質をとり、それをエネルギーに変換して脳やからだを動かしています。しかし、食事からとった糖質は、数時間で消費してしまいます。そこで肝臓に貯蔵してあった糖を引っ張り出してきてエネルギーとして使います。それも足りなくなってくると、今度はからだの筋肉（たんぱく質）を分解して糖をつくります。つまり、**たんぱく質も糖に変換してエネルギーを生み出します**。ですから、糖質を大幅にカットしてしまうと、たんぱく質の宝庫である筋肉が減少していくのです。

筋肉量を減らすと、筋力トレーニングをしても筋肉量は増えません。せっかく運動をしても、やせにくく、筋肉もつきにくい体質へと変化してしまうわけです。

筋肉をつけながらぽっこりおなかを解消するためには、糖質コントロールという発想が必要となります。1日の総摂取カロリーを抑えながら、適度な糖質と筋肉をつくるために必要なたんぱく質を補給するのです。白米はアミノ酸スコア100の食品ではないので、白米の量をコントロールして、マグロの赤身や鶏のササミ、牛肉や豚肉をとるように心がけましょう。白米の代わりに、玄米を選択するのもよいですね。赤身の肉などと一緒に食べると、筋肉に効率よく吸収される効果があります。

POINT 08

筋肉を減らさないように食べる。

肉を食べなければ、おなかが凹むわけではない

年をとるほど肉食が大切

アミノ酸スコア１００の食品を見れば、良質なたんぱく質をとるうえで肉類が欠かせないのは一目瞭然です。

ダイエットというと、とかく肉食を敬遠しようとする傾向がありますが、肉類を食べないとたんぱく質不足になり、筋肉量も増やすことができず、基礎代謝量も落ちて、ますます太りやすいからだになってしまいます。

骨格筋のたんぱく質を合成するアミノ酸の摂取能力は、年齢とともに低下することがわかっています。

若い人は7~10g以下のたんぱく質で筋肉の合成を刺激するのですが、高齢者は、ほとんど筋肉の合成を刺激することができません。**25~30gの良質なたんぱく質を摂取することで、若者と同程度の筋肉を合成できるとされているのです。**

つまり、高齢になればなるほど、同じ量のたんぱく質をとっても筋肉がつくりにくくなっていきます。

しかし、一般的に日本人は高齢になるにつれて肉を敬遠する傾向があります。本当は高齢者こそ、たんぱく質をとらなければならないのに、です。

とくに最近は、サルコペニアという老化現象への関心が高まっています。サルコペニアとは筋肉（サルコ）が減少（ペニア）していることです。

筋肉量が低下すると、日常的にも頻繁につまずいたり、手をつかないと立ち上がれないようになり、転倒や骨折などの危険性も高まります。

最悪の場合、糖尿病や脳卒中、心疾患などのリスクも抱え、寝たきり状態になる心配もあります。

聖路加《せいろか》国際病院の日野原重明先生も、毎日肉をたっぷり食べているといいます。健康なからだを維持するには、肉も食べる必要があるのです。

POINT 09

「肉」で筋肉量を低下させない。

水でおなかは凹む？

1日2ℓが目安

水には基本的にカロリーはないので、太ることはありません。そこから転じてなのでしょうか、水を飲むとやせるという説を耳にします。

しかし、水を飲むだけで脂肪が燃焼するといった直接的なダイエット効果はありません。

水をたくさん飲むことで、満腹感がもたらされ、それによって摂取カロリーが減って、間接的にダイエットにつながるとはいえそうです。

ただし、水ばかりを口にして栄養バランスが偏ると、やせにくいからだになるおそれもありますし、筋力トレーニングをしても筋肉はつかなくなります。また、あまりに過剰に水を摂取し過ぎると、中毒症状を起こすこともあるので注意が必要です。

1日に摂取する水分の目安はおよそ2ℓ。一気に飲んでも吸収されにくいので、こまめに飲むようにしましょう。水分の摂取を怠ると、体内から水分が排出されにくくなり、むくみやすくなります。

また、血中の水分量が減って血液の濃度が高くなります。この状態で運動をすると、血栓ができやすくなるので要注意です。

温かい水より、やや冷たい水のほうが吸収されやすいので、6〜13℃くらいが適温です。常温の水や白湯のほうがからだにはよいといわれますが、胃に入れば一瞬にして体温と同じになるのですから、神経質にならなくてもいいでしょう。

現在では、さまざまな種類のミネラルウォーターが市販されています。

どれを選べばよいのか迷ってしまいそうですが、高価な水だからといって必ずしも健康的とは断言できません。

なお、お茶やコーヒーにはカフェインが含まれており、利尿作用があります。十分な水分補給とはいえません。

POINT 10

水をこまめにとりながら体幹トレ。

EPILOGUE

インナーユニットでバランスをとることで、からだは強くなる

「体幹」

この二文字を見ると、文字どおり「体の幹（からだのみき）」ということで、二本脚で立っている私たちは、「この幹が強ければ体がしっかりと安定する、だから体幹をトレーニングすることはとても重要だ！」というイメージが容易に浮かんできます。とくにスポーツをしている方や腰痛などを感じている方は、なおさらでしょう。

体幹が強くなれば、たしかに体は安定します。しかし、そう一概には言えないことを、本書をお読みになった皆さんにはご理解いただけたと思います。

たとえば、木の幹のまわりをコンクリートで塗り固めれば、幹自体は一見強固なものになります。でもそんなことをしたら、木自体の成長は阻害されてしまいますし、実際のところ台風などに対する耐久性はあまり変わらないでしょう。トレーニングにおいて、アウターマッスルだけを必死に鍛えて体幹を強くしようとする行為は、まさにこれと同じことです。

では、実際に木の幹を安定させるためにはどうすればよいのでしょうか？最強のオーダーはこうです。まずは、木の幹の中に鉄の棒を芯のように通してあげる。次に細くてもいいので、伸縮性のある針金をバネのように幹にグルグル巻きにします。そして両サイド、前後からロープで均等に引っ張り固定します。そうすれば台風などであらゆる方向から強風が吹きつけても、極力倒木という最悪の事態は免れることができるでしょう。

これらを人間の体幹に当てはめると、インナーマッスル（スタビリティーマッスル）を鍛えることであると、本書で説明してきました。

私が本書を通して最も伝えたかったこと。

それは、多くの方が見よう見まねでやっている体幹トレーニングは、実際には外側のアウターマッスル（太腿《ふともも》の前、臀部《でんぶ》、胸、肩、腹〈腹直筋〉など）をメインに使ってしまっていて、実はアウターマッスルのトレーニングになってしまっているかもしれない、という懸念をまずは抱いてもらいたいということです。自分ではインナーユニットのトレーニングをしているつもりでも、実はまったく違ったものになってしまっているという場合が、残念ながら非常に多いのです。

その理由は、体幹を鍛えるトレーニングメニューは、基本的に体が不安定になる動作のものが多く、その際、体がグラグラするのを本来は体の深層の筋肉を使って支えなければなりません。ところが、深層の筋肉というのはなかなか意識して使うことが難しいため、無意識のうちに表層のアウターマッスルだけでバランスを保とうとしてしまうというところにあります。とくに学生時代に部活などで、腹筋運動で腹直筋ばかり鍛えていたというような方々にとって、インナーマッスルを意識するのはとても難しいことです。

このことを、文章でわかりやすく伝えることがとても大変でした。どの順番でどのように説明すればよいのか？ 実技が先か？ 理論が先か？ それとも説明しながら実践か？

この難題に一緒に向き合い、何度も原稿の順番を入れ替えて、細かい表現を最後の最後まで考えてくださった渡辺稔大さん、大和書房の松岡左知子さんには本当に感謝しています。ありがとうございました。

そして第1弾の『下半身〜』から始まり、次に『上半身〜』、そして最後にこの『体幹』と、この順番で刊行できたことを、私はとても嬉しく思っています。なぜなら自分が日ごろから運動指導をしていて重要だと考えている柱を、その順番どおりに刊行できたからです。体幹が一番大切ではないということではなく、3つすべてが大切なのです。

しかし、3つすべてに同時にとりかかろうとしたら、やらなくてはならないトレーニング種目は膨大になってしまいます。はじめからそうでは、やる気も出ないですし、継続することも難しいものです。あまりがんばり過ぎずに、マイペースでかまわないのです。人生は80年、いえもっとそれ以上、皆さんが寿命を迎えるころには100年になっているかもしれません。より快適なからだをめざして、日常生活の中で無理のないからだづくりをしていってください。

ここ数年、日本において、私たちのようなトレーニングメニューを考える専門家「パーソナルトレーナー」が急速に増えてきました。アスリートだけでなく、一般の方々からも広く必要とされる存在になってきたのだと思います。それはひとえに皆さんの健康や運動に対する意識が高まってきたからにほかなりません。

このシリーズで書いたことは、決して私だけが知っている特別なことではありません。どのパーソナルトレーナーでも知っている、とてもベーシックなことです。

残念ながら、文字やイラストだけでトレーニング方法を伝えるのには限界があります。本書をきっかけに、自分の専任トレーナーを探すというのも一つの選択肢になるかもしれません。もしかしたら人生のパートナーとなり得るようなパーソナルトレーナーと出会えるかもしれません。お気に入りの美容院・美容師さんを見つけるような感覚で気軽に探してみてはいかがでしょうか。

2015年2月
中野ジェームズ修一

本作品は当文庫のための書下ろしです。

中野ジェームズ修一
（なかの・じぇーむず・しゅういち）

フィジカルトレーナー・フィットネスモチベーター。米国スポーツ医学会認定ヘルスフィットネススペシャリスト。1971年生まれ。メンタルとフィジカルの両面の指導ができる、日本では数少ないスポーツトレーナー。トップアスリートや一般の個人契約者など、数多くのクライアントを持つ。11年半ぶりに復帰したクルム伊達公子選手の、全日本選手権タイトル獲得までの身体蘇生を担当したことでも有名。現在は、ロンドン五輪銀メダリスト、福原愛選手のパーソナルトレーナー、青山学院大学陸上競技部長距離ブロックの体幹・フィジカル強化の指導も行なっている。全国各地で講演活動も精力的に行っている。
主な著書・監修書『下半身に筋肉をつけると「太らない」「疲れない」』『上半身に筋肉をつけると「肩がこらない」「ねこ背にならない」』『疲れない体になる大人の「バランスボールミニ」』（大和書房）、『きょうのストレッチ』（ポプラ社）、他多数。
http://www.sport-motivation.com/
有限会社スポーツモチベーション

体幹《たいかん》を鍛《きた》えると「おなかが出《で》ない」「腰痛《ようつう》にならない」

著者　中野《なかの》ジェームズ修一《しゅういち》

二〇一五年二月一五日第一刷発行
二〇一八年四月一五日第二〇刷発行

発行者　佐藤 靖
発行所　大和《だいわ》書房
東京都文京区関口一－三三－四　〒一一二－〇〇一四
電話　〇三－三二〇三－四五一一

フォーマットデザイン　鈴木成一デザイン室
本文デザイン　庄子佳奈
イラスト　渡辺鉄平
編集協力　渡辺稔大
校正　別府由紀子
本文印刷　厚徳社　カバー印刷　山一印刷
製本　ナショナル製本

ISBN978-4-479-30519-4
乱丁本・落丁本はお取り替えいたします。
http://www.daiwashobo.co.jp

だいわ文庫の好評既刊

＊小林麻綾
小林惠智 監修
職場のイヤな人の取り扱い方法
あなたの職場にこんな人いませんか？「上司というだけで、決断力も実行力もないうすらバカな人……」
600円
227-1 B

中野ジェームズ修一
5歳若返る からだにいいこと
5歳老化する からだに悪いこと
代謝がよければ痩せる？ 年齢を重ねるほど疲れやすくなるのはホント？「体の常識」がわかると、確実に若返ります。
600円
228-1 A

中野ジェームズ修一
下半身に筋肉をつけると「太らない」「疲れない」
40歳を過ぎても、疲れず、体型も崩れない人がいつもしていること。オリンピックトレーナーが教える筋ケアの実践アドバイス。
600円
228-2 A

中野ジェームズ修一
上半身に筋肉をつけると「肩がこらない」「ねこ背にならない」
猫背が、体型崩れ、肩こり、ストレートネック、肥満をつくる!? 肩甲骨を「意識」するだけで、からだがグンと楽になる。
600円
228-3 A

＊佐々木高弘
小松和彦 監修
京都妖界案内
鬼、天狗、土蜘蛛、怨霊……。悠久の歴史を誇る雅の都は古の妖怪や怨念が蠢く霊的空間でもあった。古地図でめぐる京都妖怪紀！
648円
229-1 E

矢尾こと葉
今日からはじめよう！
自分浄化レッスン
心も体もモヤモヤ。それは、余分なものが溜まってしまったから。3週間で心、体、環境を整えるプログラムで毎日が輝き出します！
619円
230-1 B

＊印は書き下ろし

だいわ文庫の好評既刊

瀬戸内寂聴
寂聴 愛を生きる
女の人生が輝く334の知恵
妻子ある男との運命的な出会いと別れを経て出家した著者が、嫉妬・不倫・性愛・男の本音など、愛に惑うあなたに贈る言葉！
648円
231-1 D

＊デイビッド・セイン
ホントにわかって使ってる?!
日本人のテキトーな英語
「アバウト」「デフォルト」「エグザイル」……。いつも見慣れているけど、じつは日本人が奇妙な使い方をしている英語の数々！
648円
232-1 E

＊対馬ルリ子 監修
増田美加
お肌もからだも心も整えてくれる
女性ホルモンパワー
やせにくくなった、肌の色つやがよくない、疲れがとれない……女性ホルモンとうまくつきあえば、体の不調が治ります！
619円
233-1 A

＊鈴木伸子
東京「昭和地図」散歩
「三丁目の夕日」の時代、東京タワーとオリンピックで変貌を遂げた昭和30年代の東京を、当時の地図と写真を紐解きながら辿る本！
648円
234-1 E

＊イムラン・スィディキ
これだけ言えれば会話が続く！ 英語表現100
言いたいのに言えないもどかしさを解消します！ 自分の気持ちや仕事、趣味について話せること間違いなし。
650円
235-1 E

＊イムラン・スィディキ
ニュアンスまでわかる！ 伝わる！ 英語表現200
「今日は楽しかった」「現実を見て！」など言えそうで言えない英語表現が満載。これさえ覚えれば会話ができます！
650円
235-2 E

＊印は書き下ろし

表示価格はすべて本体価格（税別）です。本体価格は変更することがあります。

だいわ文庫の好評既刊

帯津良一
からだが整う呼吸法
ふだんの呼吸を少し変えるとストレスに強くなる。「新呼吸法」を編み出した著者の悩みやストレスを解消するための生き方アドバイス。
650円
236-1 A

鴨下一郎
「疲れやすい」が治る本
ダル〜いからだが軽くなる！
せっかくの休日も寝て過ごしてしまう人に読んで欲しい疲れをコントロールする本。頭の疲れと体の疲れの区別をつけ元気に過ごす！
650円
237-1 A

*飯山雅史
ニュースがすっきり頭に入る入門アメリカ政治
保守とリベラルを分断する「政府の役割」「宗教」「外交政策」の3つがよくわかる！『ミヤネ屋』コメンテーターが解説！
650円
238-1 H

*青山浩之
今すぐ「美文字」が書ける本
「クセ字は直らない」と悪筆をあきらめていませんか。努力や素地ではなく、ちょっとしたコツを知れば美文字が書けます。
650円
239-1 E

*満尾正
40歳からの「体の不調」をなくす本
アンチエイジングの第一人者が教える「若返り」の秘訣！　疲れやすい、病気になりやすい体を「医者いらず」に変える方法が満載！
600円
240-1 A

*金田一秀穂 監修
コトテクリサーチ
1語1分！「現代用語」のおさらい事典
知ったかぶりしてたあの言葉、ちょっと曖昧だったカタカナ語、間違えると恥ずかしい日本語、全部一語一分で復習できる！
650円
241-1 E

*印は書き下ろし

表示価格はすべて本体価格（税別）です。本体価格は変更することがあります。